女性生育力保存
标准化指导手册

主　　编　乔　杰
执行主编　李　蓉
副 主 编　宋雪凌　甄秀梅

北京大学医学出版社

NÜXING SHENGYULI BAOCUN BIAOZHUNHUA
ZHIDAO SHOUCE

图书在版编目（CIP）数据

女性生育力保存标准化指导手册 / 乔杰主编；李蓉执行主编. —北京：北京大学医学出版社，2024.3

ISBN 978-7-5659-3111-6

Ⅰ．①女… Ⅱ．①乔… ②李… Ⅲ．①女性－生育力－手册 Ⅳ．①R169.1-62 ②C923-62

中国国家版本馆 CIP 数据核字（2024）第 054310 号

女性生育力保存标准化指导手册

主　　编：乔　杰
执行主编：李　蓉
出版发行：北京大学医学出版社
地　　址：（100191）北京市海淀区学院路 38 号　北京大学医学部院内
电　　话：发行部 010-82802230；图书邮购 010-82802495
网　　址：http://www.pumpress.com.cn
E - m a i l：booksale@bjmu.edu.cn
印　　刷：北京信彩瑞禾印刷厂
经　　销：新华书店
责任编辑：冯智勇　责任校对：靳新强　责任印制：李　啸
开　　本：880 mm × 1230 mm　1/32　印张：4.75　字数：130千字
版　　次：2024年3月第1版　2024年3月第1次印刷
书　　号：ISBN 978-7-5659-3111-6
定　　价：50.00元

本书由
北京大学医学出版基金资助出版

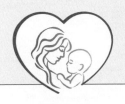

编委会名单

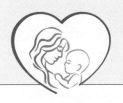

编写说明

　　本手册从临床实践需求出发，主要针对好发于年轻女性且有致生育力下降高危风险的恶性肿瘤、自身免疫性疾病以及子宫内膜异位症等疾病，提出生育力保存的标准化门诊实践路径。

　　本手册由中国女医师协会发起编写，编写过程中成立了多学科工作组，包括生殖专科管理组、乳腺癌专科管理组、血液及淋巴肿瘤专科管理组、子宫内膜异位症专科管理组、妇科恶性肿瘤专科管理组、自身免疫性疾病专科管理组、结直肠癌专科管理组。妇产科学、结直肠外科学、乳腺外科学、肿瘤学、自身免疫性疾病学、生殖医学等多学科专家共同参与编写。

中国女医师协会

中国生育力保存联盟

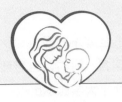

前 言

女性生殖健康是人类发展的核心，但随着社会与环境变化、生活方式改变，女性生育力的保存面临多重挑战。与此同时，宫颈癌、卵巢癌及子宫内膜癌、子宫内膜异位症等妇科良恶性肿瘤，乳腺癌、淋巴瘤、结直肠癌以及自身免疫性疾病等疾病的治疗措施导致女性生育力下降甚至衰竭。这些患者的生育需求迫切需要得到重视和满足。

最近十几年来，国内外生殖及肿瘤领域的同道们越来越关注女性肿瘤患者生育力保存，虽然我国这方面的临床诊疗工作取得了一定进展，但针对女性生育力保存尚缺乏有针对性的标准化指导手册，临床医生的认知仍有待提高，临床实践尤其是多科室协作仍存在很多值得思考和优化的问题。

为此，由中国女医师协会组织国内多学科专家，结合国内外研究证据，参考相关指南、共识，经数次审稿与讨论，最终编写成国内首个面向多科室临床医师的《女性生育力保存标准化指导手册》。

该手册涵盖了影响女性生育力的常见疾病，以促进生育力保存为原则，以满足临床实际工作需要为指导，对医生关心的生殖相关内容进行了梳理与总结。希望该手册有助于提高医护人员对女性患者生育力保护及保存的实施能力，为肿瘤医生提供符合临床实践的生育力保存指导，并进一步规范女性生育力保存的临床诊疗路径，助力女性生殖多学科协同高质量发展，造福更多女性患者！

该手册的编写得到了全体编者及北京大学医学出版社编辑老师的大力支持，在此谨表谢意！同时，也感谢国家重点研发计划项目（2022YFC2703000）、北京大学医学出版基金的支持。限于水平与时间，手册的内容与编排难免有不妥之处，殷切希望广大读者和同道们批评指正。

乔 杰

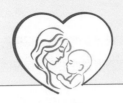

目　录

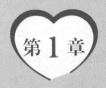

第1章

女性生育力保存生殖专科管理

开展女性生育力保存需要多学科协作，其中生殖中心是实施女性生育力保存的重要场所，而开展高质量生育力保存的一个要素是诊疗管理框架的完整性。生殖中心开展生育力保存应满足以下要求[1]：

（1）国家的法律框架（行政法规；监管机构授权和资质许可；科学伦理原则与规范）。

（2）建立转诊路径并持续维护。

（3）应确保符合生殖中心生育力保存治疗的通用标准［生育力保存相关设备；符合生育力保存操作资质的人员及相应的人员培训计划；标准操作程序（standard operation procedure，SOP），包括操作程序、冷冻保存程序、运输条件和培养条件；已获得注册和（或）法律认可的培养基/其他添加物质以及设备］。

（4）应提供与患者评估相关的管理表格，包括：肿瘤医师/其他医学专家在适当情况下对患者进行生育力保存的书面意见；记录患者疾病诊断、治疗及目前疾病状态的病历资料；患者的病史评估，包括所有与生育力保存相关的特定内容（例如患者基础疾病及是否有家族遗传病；血栓形成/感染的风险；既往治疗可能影响卵巢储备情况或评估患者对卵巢刺激治疗的反应等）；患者相关血清学检查。

（5）应由多学科专家共同参与后做出临床决策，患者应签署书面知情同意书［列出以下内容：应用于受者及其配子/组织的干预/操作过程

1

中的风险 / 收益；已知或未知但可能发生的结果；应用冷冻保存的卵母细胞 / 胚胎或卵巢组织的年龄限制或标准；在生殖中心规定的时间范围内未使用的冻存生殖组织（如卵母细胞等）处理流向，例如选择销毁或作为研究用途捐赠；了解生殖中心长期储存条款（包括时间期限和费用）]。

① 通用要求

开设生育力保存的生殖中心及专科门诊，需严格按照国家卫生健康委员会（原卫生部）制定的《人类辅助生殖技术管理办法》及《人类辅助生殖技术规范》的要求，取得辅助生殖资质，以医疗为目的，并符合国家计划生育政策、伦理原则和有关法律规定，且场地面积达标，人员结构合理且完成专业技术培训及取得相应资格；具有与开展技术相适应的先进的技术和设备；制定科学的人员管理责任制度，实施过程中应充分保障患者个人隐私及受医学伦理委员会监督。

1.1 开展生育力保存的生殖中心及门诊资质

结合区域卫生规划、医疗需求和技术条件等实际情况，根据国家卫生健康委员会（原卫生部）制定的《人类辅助生殖技术管理办法》，申请开展生育力保存的生殖中心及门诊的医疗机构应当符合下列条件：具有与开展技术相适应的卫生专业技术人员和其他专业技术人员；具有与开展技术相适应的技术和设备；所在单位设有医学伦理委员会；符合原卫生部制定的《人类辅助生殖技术规范》的要求。

1.2 开展生育力保存的生殖中心及门诊必备科室设置

（1）生殖中心及门诊必须设有妇产科和男科临床并具有妇产科住院开腹及腹腔镜手术的技术和条件。

（2）生殖中心及门诊由生育力保存临床门诊（以下称门诊）和生育

力保存实验室（以下称实验室）两部分组成。

（3）生殖中心及门诊必须具备胚胎、卵母细胞、卵巢组织冷冻、保存、解冻的技术和条件。

1.3　开展生育力保存的伦理原则

生育力保存的原则是安全、有效、合理地为患者实施生育力保存，以保障个人、家庭以及后代的健康和利益，提升公民生活幸福感，维护社会公益。

2　资源管理要求

2.1　开展生育力保存的生殖专科人员设置及培训

（1）生殖专科人员配置：

参照辅助生殖机构相关要求，细化女性生育力保存的人员配置及培训，临床医生至少有 2~3 人，胚胎实验室至少有 3 人，并添加护理人员、医技人员及协调员等。

上述人员均须接受卫生部门指定医疗机构进行生殖医学专业技术培训并获得相应资质证书。

（2）生殖专科人员要求、培训和考核：

①实验室的工作人员必须符合《人类辅助生殖技术规范》的要求。

②定期进行相关人员的技术培训和考核。

③如要开展卵巢组织冷冻保存及解冻，须有相配合的生殖外科团队及有能力胜任该技术的实验室人员。

2.2　开展生育力保存的生殖专科基础设施配置

场所须包括候诊区、诊疗室、谈话室、检查室、资料档案室、清洗室、缓冲区（包括更衣室）、超声室、手术室、胚胎培养室、取卵室、体外受精实验室、取精室、精液处理室、胚胎移植室、常规检测实验室及其他辅助场所。

2.3 开展生育力保存的生殖专科消毒及隔离管理要求

医疗机构应结合本单位实际情况，制定科学、可操作的消毒、灭菌制度与标准操作程序，并加强对医务人员及消毒、灭菌工作人员的培训等。

③ 技术管理要求

3.1 生育力保存全过程管理流程图（图1-1）

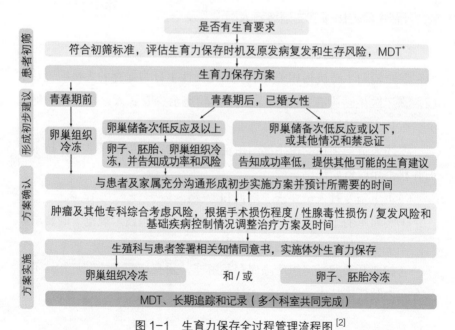

图1-1 生育力保存全过程管理流程图 [2]

（蓝色框内事宜在肿瘤或其他原发病专科完成，绿色框内事宜在生殖科完成）

*MDT, multi-disciplinary treatment, 多学科诊疗

卵巢储备功能预估见表 1–1[2,3]。

表 1-1　卵巢储备功能评估

评级	判别要点
卵巢储备高反应	AMH ≥ 3.5 ng/ml，AFC ≥ 15 枚
卵巢储备正常反应	AMH：1.1 ~ 3.5 ng/ml，AFC 8 ~ 14 枚
卵巢储备次低反应或以下	AMH < 0.5 ~ 1.1 ng/ml，AFC < 5 ~ 7 枚

注：目前卵巢储备功能的主要预测指标有年龄、抗米勒管激素（anti-Müllerian hormone，
　　AMH）、基础促卵泡激素（follicle-stimulating hormone，FSH）、基础窦卵泡数（antral follicle
　　count，AFC），其他指标包括抑制素因子（inhibin B，INHB）、卵巢体积、基础雌二醇和基
　　础睾酮浓度等，其中 AMH 和 AFC 是卵巢储备功能相关性最强的独立预测因素[4]。

　　生殖中心应与肿瘤或其他原发疾病临床医疗团队紧密合作，对接受
生育力保存患者采用多学科协作方法进行诊疗管理。生育力保存患者多
学科协作分工建议见图 1–2。

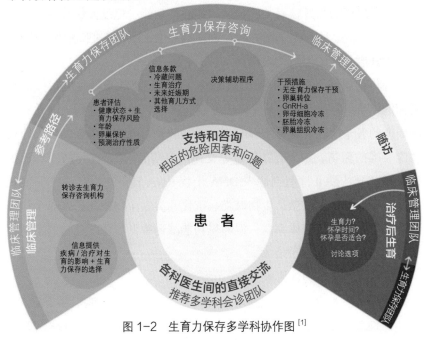

图 1-2　生育力保存多学科协作图[1]

3.2 生育力保存的评估、技术与方法

3.2.1 生育力保存的评估内容 [5]

（1）患者健康状况：手术 / 麻醉风险，包括血栓栓塞、感染和纵隔肿块对气道的压迫等；恶性肿瘤对卵巢的侵袭程度；基础疾病及家族遗传病。

（2）患者 / 家属 / 监护人知情同意。

（3）年龄。

（4）卵巢储备能力。

（5）疾病治疗的影响：

①疾病自身引起早发性卵巢功能不全（premature ovarian insufficiency，POI）/ 不孕的风险。

②所患疾病与妊娠有关的风险，如心肺功能、免疫损伤等。

③手术治疗对生殖功能的损伤，如妇科肿瘤手术、结直肠肿瘤手术等。

④肿瘤化疗的生殖性腺毒性：

烷化物属细胞周期非特异性药物，可以使 DNA 双链之间形成非常紧密的结合，导致 DNA 无法完成复制、转录和翻译等过程，因此对细胞周期的各个阶段皆可产生影响，环磷酰胺是目前认为最强的诱导卵巢功能衰竭的药物。铂类药物通过非受体酪氨酸激酶的激活造成 DNA 损伤；拓扑异构酶Ⅱ抑制剂嵌入 DNA 干扰 RNA 转录，引起成熟卵泡及排卵前卵泡的氧化应激；生物碱类、抗代谢类、生物靶向药物等干扰细胞合成，引起非整倍体率高，但卵巢功能减退率低。化疗药物的不同性腺毒性物详见本章末附录 3。

⑤放疗对生育力的影响：

放疗对生育力的影响主要与部位相关。颅脑照射可能引起下丘脑 – 垂体 – 性腺轴受损，下丘脑神经元和垂体细胞受损导致促性腺激素分

泌异常；FSH / LH 的波动性节律紊乱可能对生育、性欲和月经周期产生负面影响；亦可导致导致高泌乳素血症，会引起女性闭经和儿童青春期延迟。盆腔放疗损害卵巢颗粒细胞并导致卵泡耗竭，通过破坏血管、损害新血管形成，引起局灶性卵巢纤维化，直接引起卵巢衰竭。盆腔放疗损害子宫肌肉和血管系统，儿童期恶性肿瘤接受放疗可导致子宫血管生成改变，子宫体积和弹性降低，子宫肌纤维化和坏死，子宫内膜功能不全和萎缩，增加自然流产、早产和胎盘异常的风险。放疗剂量对 POI 风险评估表见本章末附录 4。

（6）时间、当地医疗资源条件、医生专业性和当地政策 / 资金

《生育力保存中国专家共识》[5] 指出，实施女性生育力保存的主要适应证包括：①恶性肿瘤患者：育龄期及育龄前期女性发病率较高的恶性肿瘤包括乳腺癌、宫颈癌、肾癌、骨肉瘤及白血病等；②严重的自身免疫性疾病：例如严重的系统性红斑狼疮、克罗恩病；③造血干细胞移植相关疾病：例如重度的 β 地中海贫血、重型再生障碍性贫血等；④早发性卵巢功能不全倾向性疾病：例如嵌合型特纳综合征、手术后复发的双侧卵巢子宫内膜异位囊肿等。

生育力保存的就诊、评估、执行及随访的具体实施过程及流程详见图 1–1（生育力保存全过程管理流程图）。

3.2.2 生育力保存的技术和方法

《女性生育力保存临床实践中国专家共识》[6] 指出，当前女性生育力保存的主要技术包括胚胎冷冻保存、卵母细胞冷冻保存、卵巢组织冷冻和移植及卵巢移位术等。其中，胚胎冷冻技术应用相对成熟，目前受到关注较多的是卵母细胞冷冻及卵巢组织冷冻技术。

（1）胚胎冷冻保存：

胚胎冷冻保存采用玻璃化冷冻法，解冻存活率在 95% 以上，是临床最常用的生育力保存方法。对于成年已婚女性，胚胎冷冻是首选的生

育力保存方法，也是目前妊娠率最高的方法。这一过程包括促排卵 – 取卵 – 受精 – 胚胎培养 – 胚胎冷冻。

（2）卵母细胞冷冻保存：

卵母细胞冷冻保存采用玻璃化冷冻法。卵母细胞冷冻适用于育龄期的未婚女性患者。获取成熟卵母细胞的途径有两种：一是通过控制性卵巢刺激 – 取卵 – 冻存成熟卵。二是获取未成熟卵 – 体外成熟培养（*in vitro* maturation，IVM） – 冻存成熟卵。未成熟卵母细胞可在月经周期任何时间获取，适用于基础窦卵泡数（AFC）多、无法延迟肿瘤治疗、常规促排卵时间不足 2 周的患者。随着 IVM 技术的发展，常与卵巢组织冷冻联合应用于女性生育力保存。

（3）卵巢组织冷冻和移植：

适用于年轻肿瘤患者和儿童。卵巢组织冷冻 – 移植后妊娠的概率与卵巢储备功能密切相关，一般建议冻存卵巢组织的年龄不超过 35 岁，如果卵巢储备功能尚可，可以放宽年龄到 40 岁。该技术的风险包括腹腔镜手术本身的风险，另外有些原发疾病如血液系统疾病可能会增加出血及感染的风险，此外，肿瘤卵巢转移的风险则与原发肿瘤密切相关。

（4）卵巢移位术：

对于拟接受盆腔放疗的患者，卵巢移位是一种简单、有效的保护卵巢保存生育力的手段。通常采用腹腔镜手术，根据拟照射区域选择不同的移位技术。但由于放疗对子宫特别是子宫内膜带来的损害也不可忽视，目前卵巢移位术后成功分娩的案例仅为个别报道。

3.2.2.1 生育力保存患者的促排卵方案

控制性卵巢刺激（controlled ovarian stimulation，COS）是指以药物的手段在可控制的范围内诱发超生理状态的多卵泡的发育和成熟，能提高辅助生殖技术的成功率[1]。

（1）控制性卵巢刺激方案 [1,2]：

①常规刺激方案：

对恶性肿瘤、自身免疫性疾病或子宫内膜异位症的女性患者而言，如适合行生育力保存的时间间隔较短，推荐采用 GnRH 拮抗剂方案进行卵巢刺激，因为其需时短、在紧急情况下可行性高且安全性好。对于时间较充裕的患者，也可考虑选择使用长方案进行卵巢刺激。

②其他刺激方案：

此外，对于进行生育力保存需求迫切但时间很紧张的患者，随机启动卵巢刺激方案、双重刺激方案都可以作为较好的选择。

当患者就诊时处于卵泡早期，可立即开始进行常规控制性促排卵，推荐使用拮抗剂或微刺激方案；当患者处于卵泡晚期，即主导卵泡直径≥14 mm，可酌情给予促排卵药物，使主导卵泡尽快成熟，之后进行黄体期促排卵；当患者处于黄体早期，如血清孕激素＞3 ng/ml（9.51 nmol/L），可以立即行卵巢刺激，无须使用 GnRH 拮抗剂；当患者处于黄体中期，可给予 GnRH 拮抗剂以诱导黄体萎缩，使月经尽快来潮。

非激素依赖性肿瘤患者可考虑使用拮抗剂或短方案；如果患者的原发病对雌激素敏感，则生育力保存中进行卵巢刺激时，建议同时联用来曲唑治疗。卵巢交界性肿瘤和乳腺癌患者首选以来曲唑为基础的微刺激方案；卵巢储备功能减退患者可以使用双重刺激方案；需进行紧急生育力保存的患者，根据就诊时间，可选择随机启动的刺激方案。

（2）关于选择促排卵方案的注意事项：

须根据患者的病情，可以进行促排卵的时间以及患者的卵巢储备功能，具体情况具体分析，选择适合患者的最佳方案。

①激素的控制：在卵巢刺激过程中，需严密监测激素变化，尤其是对激素敏感的肿瘤，如乳腺癌，在使用以来曲唑为基础的微刺激过程中，如果取卵后 3 天雌二醇＞250 pg/ml，建议重新开始使用来曲唑，直至雌二醇降至 50 pg/ml 以下。

②卵巢过度刺激综合征（ovarian hyperstimulation syndrome，OHSS）的预防：促排卵开始前及促排卵过程中需及时评估患者发生OHSS的风险，对于风险较高的患者，拮抗剂方案推荐使用GnRH-a"扳机"。

3.2.2.2 胚胎及卵母细胞冷冻－解冻操作技术

（1）胚胎冷冻操作技术：

胚胎冷冻是指将胚胎及其冷冻液装入冷冻载杆上，采用玻璃化冷冻方法使胚胎代谢静止并可在–196℃液氮中长期保存的一种方法。

（2）卵母细胞冷冻操作技术：

卵母细胞冷冻是指将成熟卵母细胞冻存以保存女性生育能力的方法。卵母细胞冷冻保存采用玻璃化冷冻法。

（3）冷冻胚胎及卵母细胞解冻操作技术：

冻存胚胎或卵母细胞解冻时，需采用玻璃化解冻液完成解冻。

3.2.2.3 IVM取卵及培养操作流程（临床、实验室）

未成熟卵母细胞体外成熟培养（IVM）是指将GV（germinal vesicle，生发泡）期或MI期的未成熟卵母细胞在体外培养发育到第二次减数分裂中期（MII期），排出第一极体，即为成熟卵母细胞。

操作过程是经阴道穿刺取出未成熟卵母细胞，在特殊的体外培养液中培养成熟，然后将成熟卵冻存，或者直接行卵胞浆内单精子显微注射受精（intracytoplasmic sperm injection，ICSI），体外培养获得可利用胚胎后进行冻存（冻存及解冻操作过程同前）。此外，未成熟卵母细胞的采集，还可从手术切除的离体卵巢组织上分离获取。

3.2.2.4 卵巢组织冷冻操作流程

（1）卵巢组织采集操作流程：

通常采用腹腔镜手术进行卵巢组织取材，术前评估卵巢功能，对卵巢储备功能低下的患者应慎重。建议取材时切除单侧卵巢，或者至少切除单侧一半卵巢。切除的卵巢组织内应没有黄体或者卵巢囊肿，避免影响随后的卵巢组织冷冻。卵巢组织切除时应用冷刀切割，避免使用能量器械，切除部位避开卵巢门等血管丰富的部位，保留的卵巢组织创面要充分止血，一般采用点状凝固的方式，避免组织坏死。取下的卵巢组织应立即放入由冻存中心提供的无菌转移液，使用专用转运箱，必须保持低温（4~8℃）转运至卵巢组织冻存中心，转运时间不超过24小时。

（2）卵巢组织冻存操作流程：

卵巢组织冷冻操作建议在无菌的Ⅱ级生物安全柜中进行。小心地分离卵巢组织，剔除卵巢髓质，保留卵巢皮质，并切割成方形组织块，转入卵巢组织专用冷冻保存液中处理，采用慢速程序化冷冻方法或玻璃化冷冻方法进行冷冻保存。在保存卵巢组织时，预留对应的部分组织送病理学检查，检测其原始和初级卵泡密度，并排除肿瘤转移。

①卵巢组织慢速程序化冷冻：将卵巢组织片放入慢冻液中，采用慢速程序化降温过程，后将冻存管置于 -196℃液氮中储存。

②卵巢组织玻璃化冷冻：将卵巢组织片放入冷冻平衡液中，室温下用摇床晃动 25 分钟；然后将组织放入玻璃化冷冻液中，室温下用摇床晃动 15 分钟，随后将组织直接投入液氮、装入冻存管。该方法不推荐常规使用，目前仅用于研究项目。

③卵巢组织冷冻保存：将卵巢组织冻存管放入液氮罐中保存，进行保存信息记录。

④卵巢组织解冻：患者有卵巢移植的需求且其原发病或肿瘤已经治愈，经过评估适合进行卵巢组织移植时，实验室将卵巢组织经过程序化的解冻方法获取卵巢组织，进行移植。解冻后的卵巢组织需留取一部分送病理检查。

⑤卵巢组织移植：卵巢组织移植推荐原位移植（盆腔内），常见

的移植部位包括剩余的卵巢、阔韧带、输卵管系膜等，可选择在原有卵巢或相应部位腹膜进行造囊袋或腹膜袋，将解冻后的卵巢组织片放入，缝合。一次移植的组织通常建议为整个卵巢的 15%～20%。术后应详细记录移植的具体位置。

⑥移植后临床处理：移植的卵巢组织平均 3.5～6.5 个月能显示存活，恢复生殖内分泌功能。如果输卵管通畅且无其他不孕因素，可尝试自然妊娠。如合并输卵管阻塞等其他不孕因素，应尽快采用辅助生殖技术进行助孕。如果卵巢组织移植后半年以上无卵巢功能恢复迹象，应考虑再次移植。

3.2.2.5 实施生育力保存后的患者计划妊娠前评估与咨询

患者实施生育力保存后，应进行全面评估原发病治疗后计划妊娠的时机和妊娠方式。计划妊娠前建议评估内容如下 [1]：

（1）孕前咨询：对患者进行一般状态评估，如患者应用蒽环类药物，或接受胸部放疗后，应进行心功能受损评估；如患者经过腹部放射性治疗后，应评估是否有高血压问题或者是否存在患有妊娠糖尿病的风险。

（2）根据子宫大小、内膜厚度及血流、月经量等评估患者子宫功能。

（3）需预先评估患者的卵巢功能：通过 AMH、AFC 等指标评估患者卵巢所受损害及卵巢储备功能，详见表 1-1。

（4）根据评估结果选择妊娠方式：如果经以上评估结果为高危，建议患者放弃生育或其他辅助生育措施；如果评估结果为低危，可酌情选择自然受孕、辅助生殖技术助孕及采用冻存的生殖细胞或组织等方式进行妊娠。

根据评估内容，对于冻存的生殖细胞或组织的使用方式建议见表 1-2。

表 1-2 冻存的生殖细胞或组织的使用方式建议 [1]

冻存的生殖细胞或组织	生育力保存后的妊娠规划	
冷冻保存的卵母细胞	如果原发疾病或治疗方案对生育力的影响较小	自然妊娠或体外受精（ *in vitro fertilization*，IVF）
	如果原发疾病或治疗方案对生育力的影响较大	使用冷冻卵母细胞 + 伴侣精子 / 捐赠者精子进行 IVF
	如果冷冻保存的卵母细胞数量不足	使用自体 / 供体卵母细胞 + 伴侣精子 / 捐赠者精子进行 IVF
冷冻保存的卵巢组织	如果原发疾病或治疗方案对生育力的影响较小	自然妊娠或体外受精
	如果原发疾病或治疗方案对生育力的影响较大	卵巢组织移植（OTT）+ 自然妊娠或 OTT+ 体外受精（伴侣 / 捐赠者精子）
冻存胚胎（伴侣或捐献者精子）	如果原发疾病或治疗方案对生育力的影响较小	自然妊娠、胚胎移植或新鲜卵母细胞体外受精
	如果原发疾病或治疗方案对生育力的影响较大	胚胎移植
	如果冷冻保存的胚胎数量不足	自体卵母细胞 / 捐献者卵母细胞 + 伴侣 / 捐献者精子体外受精
	如果是新伴侣（以及带有前伴侣精子的胚胎）	自体 / 供体卵母细胞 + 当前伴侣 / 捐献者精子的体外受精

④ 质量管理要求

4.1 生育力保存项目导入管理工作流程（图1-3）

（1）完善检验检查，评估生存、生育功能。

（2）根据多学科会诊、生殖中心讨论意见、能够进行生育力保存的时限，制订生育力保存方案。

（3）依据国际、国内权威指南及循证医学证据，制订生育力保存方案。

（4）拟行卵母细胞冻存或胚胎冻存的患者，按照生殖中心正常促排卵取卵流程进行。

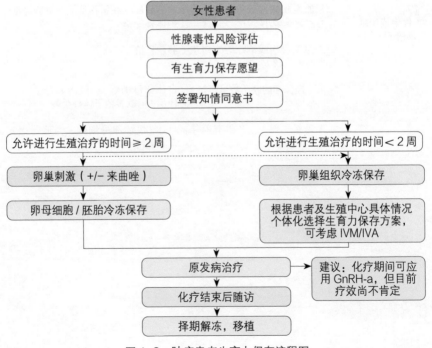

图1-3 肿瘤患者生育力保存流程图

（5）拟行卵巢组织冻存的患者，安排入院常规检查、签署知情同意书，进行术前准备，联合实验室共同完成卵巢组织切除及冻存，若术中同时获取未成熟卵进行 IVM 的患者，按照 IVM 流程进行。

（6）分别签署卵母细胞冻存协议、胚胎冻存协议、卵巢组织冻存协议、卵母细胞解冻协议、胚胎解冻协议、卵巢组织解冻协议、胚胎移植协议及卵巢组织移植协议等，强调伦理相关问题，若患者不幸辞世，确定卵巢组织及生殖细胞的处理问题。

4.2 随访管理工作程序

（1）取卵后及腹腔镜术后随访有无促排卵相关并发症、手术并发症。

（2）肿瘤治疗结束后半年、一年随访卵巢功能、月经情况。

（3）肿瘤治疗后闭经超过一年者，根据疾病特点，酌情予以激素替代治疗。

（4）肿瘤治疗效果肯定，肿瘤医生建议可生育者，若已经丧失卵巢功能，则根据生育力保存的种类，选择解冻卵母细胞 IVF 助孕，解冻胚胎移植，或者解冻卵巢组织行腹腔镜下卵巢组织移植术。

（5）胚胎移植术后随访方案同 IVF 正常随访流程，腹腔镜卵巢组织自体移植术后监测卵巢皮质生长及功能恢复情况，超过半年未检测到功能恢复者，建议第二次移植。

（6）卵巢组织功能重建后，根据输卵管及盆腔情况、男方情况，决定尝试自然妊娠或 IVF 助孕。

（编写组组长：李　蓉　成员：乔　杰　李　蓉　马彩虹　严　杰宋雪凌　梁晓燕　李晶洁　靳　镭　岳　静　李　文　甄秀梅　王晓红管一春　卢美松　武　泽）

附录

1. 女性生育力保存初诊病历模板
2. 知情同意书模板
3. 常见抗肿瘤药物生殖毒性汇总表
4. 放疗剂量对 POI 风险评估表

附录 1 女性生育力保存初诊病历模板

女性生育力保存初诊病历模板

（建议包含以下信息，该病历模板仅供参考）

姓名	监护人姓名
年龄	与患者关系
家庭住址	监护人联系方式
文化程度	丈夫姓名
联系方式	丈夫联系方式

主诉：发现所患肿瘤时间，拟行肿瘤治疗方案，要求生育力保存。

现病史：包括患者发现所患肿瘤时长，既往接受的药物（激素类药物、免疫抑制剂、化疗药物及靶向药物）治疗的肿瘤及时长；既往接受肿瘤治疗的手术（手术范围、手术次数、手术医院），术后病理结果（石蜡病理结果、免疫组化结果），最终肿瘤分期、分级。是否进行肿瘤相关基因检测及结果。目前准备进行的肿瘤治疗方案（化疗、放疗、造血干细胞移植等），化疗方案应用药物，拟进行的疗程；放疗部位及照射剂量，干细胞移植种类等。患者可以进行生育力储备的时限。

月经及婚育史：是否已经初潮，初潮年龄，月经周期，痛经史及其他月经伴随症状，是否已婚，未婚患者是否有性行为史，妊娠史，流产史，分娩史及方式，是否伴有不孕，不孕时长及原因。

既往史：

药敏史：

家族史：是否有家族遗传疾病或相关肿瘤发病者。

体格检查：

全身体检： 评估所患肿瘤及手术、术后治疗对患者目前身体状态的影响，能否耐受后续的生育力保存治疗。

妇科体检： 常规体检，注意无性生活女性的检查。

辅助检查：

1. 所患疾病的评估、确诊报告（相关病理、影像资料、基因检测报告）。

2. 全身各系统术前评估结果（肿瘤术前化验）。

3. 卵巢储备功能评估（性激素 7 项、AMH、妇科彩超）。

4. 已婚患者提供男方精液常规检查报告。

5. 染色体检查（非必须）。

诊断：

女性生育力保存

所患肿瘤

手术史

诊疗计划：

1. 评估患者拟接受的肿瘤治疗对生育力的影响。

2. 咨询肿瘤医生患者的预后生存情况。

3. 评估患者目前身体一般状况是否能耐受生殖储备治疗操作。

4. 咨询肿瘤医生可以进行生育力保存的时间。

5. 评估患者卵巢功能现状。

6. 与患者及监护人或配偶晤谈，详细了解患者家庭对生育力储备的认知及愿望，并告知风险。

7. 相关学科的多学科讨论，制订计划。

8. 签署相关协议书、伦理文件。

附录 2　知情同意书模板

2.1　女性肿瘤患者生育力保存知情同意书

×××医院

女性肿瘤患者生育力保存知情同意书

我 _____，因患 _____
_____
拟行①盆腔放疗；②化疗（方案）_____；③造血干细胞移植，
④其他 _____；要求在医院生殖医学中心接受生育力保存。授
权冷冻保存①卵母细胞；②胚胎；③卵巢皮质。

我们对以下内容已充分理解：进行控制性促排卵，可能出现以下风险

1. 卵巢过度刺激反应，表现为卵巢明显增大、恶心、腹胀、腹痛、胸闷，甚至
   会有胸腹水、血液浓缩、少尿、肝肾功能损害、血栓形成等症状，严重的卵
   巢过度刺激综合征甚至可危及生命，但目前大部分情况处于可控状态。

2. 控制性促排卵中如果出现卵巢非预期低反应，可导致药物用量增加，费用
   相应增加，一旦出现卵泡发育异常、发育停滞或闭锁、卵泡提前破裂排
   卵，可能取消取卵或取不到卵。

3. 预期低反应，可能导致与非预期低反应同样的结局。

4. 大部分情况下控制性促排卵药物是安全的，但远期安全性尚未完全明确，
   可能会增加激素依赖性肿瘤如卵巢、乳腺肿瘤等疾病的复发风险。

5. 手术获取卵母细胞（经阴道超声引导或腹腔镜手术），该技术在大多数情况
   下是安全的，但麻醉和手术过程中可能出现药物过敏、麻醉意外、术中或
   术后出血、术后感染、可能取不到卵或者获卵率低、盆腔脏器损伤、穿刺
   卵巢对卵巢组织造成损伤以及出现其他目前难以预料和防范的情况。

6. 监测卵泡发育过程中需要多次进行经阴道超声检查，取卵过程也需要在阴
   道超声下进行，如无性生活史，此过程可能使处女膜破裂，或根据个人情

况需提前进行处女膜切开术。

7. 体外培养中发生微生物污染，则需终止本次治疗。

8. 医生根据现行卵母细胞评估系统评价卵母细胞是否可以进行冷冻保存。只有达到冷冻标准的卵母细胞才能冷冻保存，其余废弃。如果卵母细胞不成熟、质量差或者退化等，存在没有卵母细胞可以用于冷冻的风险。

（1）冷冻和解冻过程有可能导致卵母细胞的损伤，使部分或全部卵母细胞无法使用。

（2）虽然目前的研究没有证实卵母细胞冷冻对出生的子代有不良影响，但子代健康问题的风险值得长期关注。

（3）我们理解并接受在冷冻、解冻及保存过程中存在因不可抗力引起的卵母细胞损伤、坏死等风险，并不予追究院方任何责任。

9. 冷冻胚胎解冻后必须在本中心进行移植。

10. 卵巢皮质冻存需经过开腹或腹腔镜下卵巢皮质切除手术，开腹或腹腔镜手术需接受气管插管机械通气全凭静脉麻醉。围手术期可能会出现相关手术风险，与腹腔镜操作技术相关的风险包括穿刺损伤、皮下气肿等，与原发疾病相关的风险包括气道梗阻、凝血功能障碍、感染等。

11. 手术操作会另外再签署相关同意书，根据患者所患疾病具体情况风险不同。

12. 手术切除全部或部分卵巢皮质处理后冻存，术后会出现卵巢功能减退。

13. 卵巢冷冻的效果受多种因素的影响，解冻移植后的卵巢组织用于女性内分泌功能恢复及尝试获得妊娠，但也会面临肿瘤细胞再暴露等安全性问题，虽然已经应用于临床，但提高解冻后的移植效率尚在研究阶段，因此，我们不能保证卵巢组织冻存后复苏的效果，即有可能在您需要使用时，冻存组织不可用、移植后未存活或者发生肿瘤。卵巢组织移植仅限本中心操作。

14. 冻存的卵巢组织用于恢复生育力治疗时，仅限于我本人自体移植及通过辅助生殖技术助孕。

15. 我们理解未成熟卵母细胞在体外培养过程中存在培养失败的可能。

16. 我们知道，若患者疾病进展不能妊娠或不幸离世，冷冻的卵母细胞、胚胎、卵巢皮质授权生殖中心将其销毁，销毁方式可以选择（请在选择的意向"□"内划√）：

□当作医学废弃物直接销毁。签字：患者 _____，家属（关系 _____）_____。

□进行科学研究后再销毁。签字：患者 _____，家属（关系 _____）_____。

17. 我们知道并同意冷冻、解冻和保存卵母细胞、胚胎、卵巢皮质需按照规定缴纳费用。

我们已认真阅读并完全理解本知情同意书，还就我们关心的问题与医生进行了讨论，并得到了满意的答复，我们自愿选择冻存 _____，愿意承担可能出现的风险并签署本知情同意书。

医生签字 _____

患者（签字）_____ 身份证号 / 护照号 _____

联系电话：_____

家属（签字）_____ 身份证号 / 护照号 _____

与患者关系 _____

联系电话：_____

患者联系地址（户籍联系地和常住地址）

_____年_____月_____

2.2 生殖储备冻存（卵巢组织）知情同意书

×××医院
生殖储备冻存（卵巢组织）知情同意书

我（女方）_____，因患 _____ 原因需生殖储备，特授权 ×××医院生殖医学中心进行卵巢组织冷冻保存。

医生已经告诉我们卵巢组织冷冻、解冻移植技术虽然在临床已经应用多年，但其效果受多种因素的影响，对于恢复女性内分泌功能、获得妊娠等有效性问题，尚需要进一步提高。冷冻和解冻卵巢组织过程都有可能导致部分或全部组织的损坏。因此，有可能在我们需要使用时，冻存的卵巢组织解冻后组织不能移植。卵巢组织移植后存在肿瘤细胞回输的风险。卵巢组织冷冻移植对出生子代的影响，尚无一致意见。我们理解医生只对根据现行评估系统认为可以进行冷冻保存的卵巢组织进行冷冻保存。

对于因疾病需要进行生育力保存患者的配子与胚胎，因属于稀缺生殖资源，可酌情考虑延长保存期限，尤其是年少者保存时间可更为长久，但期间需要根据出现的问题或者可能发生的事件予以知情告知，并每 5 年续签知情同意书，同时讨论和注明此期间的状况；专家共识从保护围产期女性健康和保障子代权益的角度考虑：高龄妇女妊娠面临更大的产科及内科的风险，不利于保障围产期女性的权益；高龄妇女生育的子代出生缺陷发生的风险更高，不利于子代的健康高龄夫妇自身面临更多健康的风险，不利于抚养和教育子代；专家共识建议胚胎保存期限和使用均不要超过女方 52 岁。

我们已知生殖储备冷冻、保存和解冻移植卵巢组织须遵守本生殖中心规定按时缴纳费用。在按时交纳保存费的前提下暂定最长保存期为十年（由冷冻日开始）且女方未满 52 周岁（生育力保存时身份证出生日期为准）。若逾期三个月未交保存费或者女方年龄超过 52 周岁，或者患者疾病进展不能妊娠、不幸离世、自愿放弃或失联，则表示我们自动放弃冻存的卵巢组织，授权生殖中心将其销毁。保存期超过十年如需延期需要患者或夫妇双方持有效身份证明及冻存材料做特别申请。保存期超过十年未主动办理相关延期手续，则表示我们自愿放弃冻存的卵巢组织，授权生殖中心将其销毁。销毁方式为（请在选择的意向"□"内划√）：

　　□进行科学研究后再行销毁。签字：患者 _____，家属/法定代表人 _____。

　　□当作医学废弃物直接销毁。签字：患者 _____，家属/法定代表人 _____。

　　冷冻卵巢组织解冻移植后，我们自愿接受生殖中心的随访，并主动告知妊娠结局。

　　我们有遵守我国生育政策的义务。接受卵巢组织解冻、移植时，我们必须是合法夫妇。

　　我们理解并接受因冷冻和解冻过程或不可抗力引起的卵巢组织损坏等风险。无论任何原因（如自然生育等），若要放弃冻存的卵巢组织，需由患者本人持有效证件和卵巢组织冻存协议书到生殖中心办理停止使用冻存卵巢组织的有关手续。

　　我们已认真阅读并完全理解本知情同意书，还就我们关心的问题与医生进行了讨论，并得到了满意的答复，我们自愿选择卵巢组织冻存，并签署本知情同意书。

医生签字 _____

患者（签字）_____ 身份证号/护照号 _____

联系电话：_____

家属/法定代表人（签字）_____ 身份证号/护照号

_____

与患者关系 _____ 联系电话：_____

患者联系地址（户籍联系地和常住地址）：_____

_____ 年 _____ 月 _____ 日

附录 3 常见抗肿瘤药物生殖毒性汇总表 [6,7]

生殖毒性等级	常用抗肿瘤药物
低	蒽环类抗生素：柔红霉素、博来霉素 长春碱类：长春新碱、长春碱 抗代谢类：甲氨蝶呤、氟尿嘧啶、胱氨酸
中	铂类：顺铂、卡铂、洛铂 蒽环类抗生素：多柔比星
高	烷基化剂：环磷酰胺 白消安，美法仑，氯苯丁酯

附录 4　放疗剂量对 POI 风险评估表 [8]

放射部位及剂量	危险程度分级
卵巢部位 2.5～5.0 Gy	中风险
卵巢部位 > 5.0 Gy	高风险
40 岁予 6.0 Gy[a]	
30 岁予 14.3 Gy[a]	
20 岁予 16.5 Gy[a]	
10 岁予 18.4 Gy[a]	
出生时予 20.3 Gy[a]	
全身 TBI 及骨盆放射治疗	高风险
颅脑照射 > 45.0 Gy	高风险

注：POI，早发性卵巢功能不全；TBI，全身放疗；[a] 接受该放射剂量时，此年龄段中 97.5% 的患者将发生永久性卵巢衰竭。

参考文献

[1] Anderson RA, Amant F, Braat D, et al. ESHRE guideline: female fertility preservation[J]. Hum Reprod Open, 2020, 2020(4): 1–17.

[2] 湖南乳腺癌患者生育力保存专家协作组. 湖南省年轻女性乳腺癌患者生育力保存实施方案专家共识 [J]. 中国普通外科杂志, 2018, 27(11): 1361–1369.

[3] Ferraretti AP, La Marca A, Fauser BC, et al. ESHRE consensus on the definition of 'poor response' to ovarian stimulation for in vitro fertilization: the Bologna criteria[J]. Hum Reprod, 2011, 26 (7): 1616–1624.

[4] Wallace WH, Kelsey TW, Anderson RA. Fertility preservation in pre-pubertal girls with cancer: the role of ovarian tissue cryopreservation[J]. Fertil Steril, 2016, 105 (1): 6–12.

[5] 中华医学会生殖医学分会. 生育力保存中国专家共识 [J]. 生殖医学杂志, 2021, 30(9): 1129–1134.

[6] 中国妇幼保健协会生育力保存专业委员会. 女性生育力保存临床实践中国专家共识 [J]. 中华生殖与避孕杂志, 2021, 41(5): 383–391.

[7] 梁晓燕, 方丛, 李晶洁, 等. 中国女性肿瘤患者生育力保护及保存专家共识 [J]. 中国肿瘤临床, 2020, 47(5): 217–221.

[8] 中国医师协会生殖医学专业委员会. 淋巴瘤患者生育力保存临床实践专家共识 [J]. 中华生殖与避孕杂志, 2023, 43(2): 113–122.

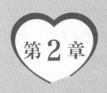

乳腺癌专科管理

近年来，乳腺癌的发病率持续上升，而随着医学技术的进步，乳腺癌的总体生存率和无病生存率都得到很大提高，年轻乳腺癌患者的生育需求日益突出。临床上根据疾病分期、病理类型以及个体状态综合应用手术、放疗、化疗、靶向治疗等多种手段拟定的乳腺癌治疗方案可能会损伤患者的卵巢功能，且由于乳腺癌的发生发展与雌激素、孕激素及遗传因素关系密切，可能带来人们对于疾病复发和子代患病相关的担忧。本手册从临床实践需求出发，针对好发于年轻女性且有致生育力下降高风险的乳腺癌，提出生育力保存的标准化门诊实践路径。

① 乳腺癌及治疗对女性生育力的影响

1.1 乳腺癌治疗对女性生育力的损伤

目前乳腺癌的治疗采用个体化治疗模式，根据患者的疾病分期、病理分子分型以及身体状态采用手术、放疗、化疗、靶向治疗、内分泌治疗等多种治疗手段。手术、放疗、化疗和内分泌治疗会产生不同程度的生殖毒性，可能损伤患者的生育力，导致早发性卵巢功能不全（POI）[1]。早期乳腺癌转移至卵巢影响生育的情况尚无报道，目前乳腺癌的卵巢转移仅见于少数Ⅳ期患者，但是乳腺癌易感基因（breast cancer susceptibility gene，BRCA）阳性的乳腺癌患者发生原发性卵巢癌的风险较高，为 15%～65%，故 BRCA 阳性的乳腺癌患者生育力保存过程中及保存后，应注意排查原发性卵巢癌 [2]。

1.1.1 化学疗法对女性生育力的损伤

化疗是治疗恶性肿瘤的主要措施之一，但化疗药物对女性卵巢具有明显的毒性作用。化疗药物对卵巢功能损伤的程度一般取决于化疗药物类型及对应的靶细胞种类。其中乳腺癌最常用的化疗药物中环磷酰胺对卵巢功能损伤最严重。

1.1.2 内分泌治疗对女性生育力的影响

内分泌治疗是乳腺癌常用治疗手段之一。通过手术、放疗或药物抑制卵巢产生雌激素称为卵巢功能抑制（ovarian function suppression，OFS）[3]。促性腺激素释放激素激动剂（gonadotropin releasing hormone agonist，GnRH-a）是常用的 OFS 药物。其他常用内分泌治疗药物还有选择性雌激素受体调节剂（selective estrogen receptor modulators，SERM）和芳香化酶抑制剂等。内分泌治疗有多种选择：他莫昔芬（选择性雌激素受体调节剂）、OFS 联合他莫昔芬、OFS 联合芳香化酶抑制剂等。目前指南建议乳腺癌内分泌治疗的时间为 5～10 年甚至更久，所以患者的妊娠时间不得不进一步推迟，甚至错过最佳生育时机，在此期间女性患者年龄增长造成的卵母细胞数目、质量都会不可逆地下降，甚至直接影响生育结局 [4]。近日一项国际多中心前瞻单组非盲非对照临床研究的结果显示，对于激素受体阳性的早期乳腺癌患者，因妊娠而暂停内分泌治疗者乳腺癌复发（局部、区域或远处）或新发对侧乳腺浸润癌的短期风险并未升高，反而略低 [5]。

1.2 遗传因素对女性生育力的影响

乳腺癌的易患因素之一是遗传因素，许多基因突变与乳腺癌发病明确相关。先天性遗传风险在乳腺癌中的发生比例高达 10%[6]。根据欧美指南，年轻乳腺癌患者在开始治疗前有必要进行遗传检测和咨询，需要让患者认识到携带易感基因的风险[7,8]。

乳腺癌常规检测的基因主要为 *BRCA1* 和 *BRCA2*，必要时可以增加其他基因的检测，如 *p53*、*PALB2*、*CHEK2*、*ATM* 等[7,9]。在年轻乳腺癌患者中，携带 *BRCA1/2* 基因突变的患者超过 5%，其二次原发性乳腺癌、卵巢癌的发生风险比普通人群高 5 ~ 10 倍，由于乳腺癌易感基因突变携带者有 50% 的概率将突变传递给后代，因此有必要确认遗传风险，以便患者做出有利的生育选择[10-12]。

② 乳腺癌患者女性生育力保存的适应证

根据《女性生育力保存临床实践中国专家共识》[13] 及《年轻乳腺癌诊疗与生育管理专家共识》[1]，对于育龄期及育龄前期发生乳腺癌的女性患者，如果有生育意愿，预后良好，有 POI 中高风险或预期适合生育的年龄超过 40 岁的患者，适宜进行生育力保存。

女性乳腺癌者年龄小于 40 岁有生育需求者，应尽早明确抗肿瘤治疗对生育力的影响，并结合患者的预后和生育意愿，且经患者知情同意下可实施生育力保存。

女性乳腺癌患者进行生育力保存的初筛标准为[15,16]：

（1）年龄 ≤ 40 岁（可视卵巢储备和个人情况适当放宽），卵巢储备功能评级为正常卵巢储备及以上（低卵巢储备应慎重考虑），见第 1 章表 1-1。

（2）低 - 中度复发风险患者（高风险慎重考虑），见表 2-1。

表 2-1　肿瘤预后及复发风险评估表 [23]

危险度	判别要点	
	区域淋巴结转移	其他情况
低危	阴性	① 同时具备以下条件：pT ≤ 2 cm；组织学 Ⅰ 级；LVI 阴性；HER2 阴性；年龄 > 35 岁；ER/PR 阳性；Ki-67 ≤ 20% 或实验室中位值 ② ER 阳性、HER2 阴性时，不满足上述其他条件但多基因检测低危。
中危	不符合低 / 高危定义的其他情况	
高危	1～3 枚阳性	① ER/PR 阳性且 HER2 阴性时，满足以下条件之一：组织学 Ⅲ 级；pT > 5 cm；多基因检测高危。 ② ER 阴性且 PR 阴性；或 HER2 阳性。
	≥ 4 枚阳性	任何情况

注：pT：病灶大小；LVI：有脉管侵犯则有转移的可能；HER2：人表皮生长因子受体；ER：雌激素受体；PR 孕激素受体；Ki-67：增殖细胞核抗原。

（3）治疗方案有造成卵巢功能衰竭风险，或对生育有不利影响。

（4）患者能够耐受辅助生殖技术或卵巢组织活检手术。

（5）距化疗开始有 1～3 周时间窗口（参见特殊病情），或放化疗方案可推迟 7～14 天者。

（6）患者本人或其监护人的知情同意。

存在以下情况的患者，不建议实施女性生育力保存 [15]：

（1）肿瘤远处转移。

（2）患者预后和远期生存率差（相对禁忌）。

（3）存在辅助生殖技术的禁忌证。

2.1 乳腺癌患者实施女性生育力保存评估

2.1.1 适宜人群的评估

符合适应证的患者，应结合治疗方案、患者特征及患病特点进行系统且全面的评估，按照治疗方案和技术实施时间制订相应的生育力保存策略，尽力使患者能获益[17]。具体需要评估的内容包括[17,18]：

（1）对于所有接受生殖腺毒性相关治疗的患者个体化评估治疗对性腺造成毒性的风险。

（2）对于卵巢储备功能降低的女性（Bologna 标准，AMH < 0.5 ng/ml），生育力保存的价值尚不明确，建议根据患者的需要个体化选择生育力保存方案。

（3）评估乳腺癌复发风险及预后。

（4）对于携带 *BRCA1/2* 基因突变的乳腺癌患者应同时进行生育遗传咨询。

（5）评估患者的整体健康状况，如有其他可能会影响到生育力保存可行性的健康问题。

（6）评估患者意愿和心理承受能力。

2.1.2 评估方法

（1）治疗时化疗药物对卵巢损伤的评估：

乳腺癌患者治疗常用的化疗方案包括烷化剂类、铂类和生物碱类等药物。拟进行或已经进行化疗的患者，需要考虑药物种类、累积剂量、个体差异、患者年龄等因素的影响，应评定化疗药物对卵巢功能的损伤，见第 1 章附录 3。

（2）治疗前卵巢储备功能的评估：

为预测对卵巢刺激的高、低反应，使用 AMH 和 AFC 指标评估卵

巢储备功能 [19]。治疗前卵巢储备以 AMH 水平衡量，其与性腺毒性治疗后卵巢功能恢复有关。

（3）携带 *BRCA* 基因（显性基因）患者的风险评估：

携带 *BRCA* 基因的年轻女性存在卵巢储备能力下降的风险，为评估卵巢储备能力，应测定 AMH 水平以及月经周期第 2~4 日的 FSH、雌二醇水平和 AFC[20]。生育力保存过程中对于 *BRCA* 基因携带者不宜应用高剂量的雌激素。此外，也可以植入前考虑对受精胚胎进行基因检测及筛选，评估 *BRCA1/2* 基因变异类型在肿瘤中的遗传风险等级，来确定疾病遗传风险类别，并决定是否需采取措施阻断 *BRCA* 基因遗传 [21,22]。

（4）治疗后肿瘤预后及复发风险的评估：

见表 2-1。

2.2 乳腺癌患者实施女性生育力保存的风险

虽然安全性相对较高，但乳腺癌患者实施女性生育力保存仍存在一些风险 [15,24]：

（1）由于 *BRCA1/2* 胚系基因突变患者存在卵巢癌易感性，卵巢组织回移存在风险。

（2）芳香化酶抑制剂类药物，是较安全、有效的促排卵方式，但仍不可避免地导致患者雌、孕激素水平短期升高。

（3）因疾病发生发展，患者后续可能无法使用体外生育力保存的卵母细胞、胚胎或卵巢组织的风险。

（4）实施生育力保存措施可能需要在进行正式治疗之前或期间进行，可能导致治疗延迟。因此，需要仔细权衡生育力保存和尽早开始治疗之间的利弊。

（5）因患者存在个体差异，生育力保存措施及后续妊娠的成功率，存在一定的不确定性。

③ 乳腺癌患者女性生育力保存的方法及建议

3.1 新辅助化疗下的生育力保存

根据美国临床肿瘤学会临床实践指南的建议，最佳的生育力保存介入时间是在疾病确诊后、癌症治疗之前充分沟通并询问患者的意愿，与患者沟通生育力保存对疾病预后的影响、疾病治疗可能带来的生育风险等，并开始生育力保存的相关准备 [6,25]。在后续治疗的每个阶段，相关科室医师均应与患者交流生育及生育力保存的相关信息，并与患者充分讨论各种治疗手段对生育的影响和相应对策，并做好病历记录 [7,13,14]。

在临床实践中，很可能无法在治疗前及时获取患者病情的详细情况和治疗情况。因此，一些患者即使已经接受了部分的治疗（手术、化疗等）也同样可以考虑接受生育力保存的建议并实施相关策略。

3.2 乳腺癌患者实施女性生育力保存的方案选择

GnRH-a 具有卵巢抑制和卵巢保护的双重调控作用，可在生育力保存方案中用以联合其他的辅助生殖措施，以尽可能提高成功率。目前，关于 GnRH-a 方案运用于生育力保存的效果并无统一结论 [26-28]。通常认为绝经前早期乳腺癌患者术后应用 GnRH-a 进行卵巢保护有助于减少术后卵巢早衰率约 15%，提高生育率约 10%，且生育对患者总生存率和无病生存率无不利影响 [29]。总体而言，考虑到化疗时联用 GnRH-a 简单易行而不会影响化疗效果，且可能减轻化疗导致的卵巢损伤，建议 GnRH-a 可用于所有乳腺癌分型、需接受化疗、有意愿保留生育和（或）卵巢功能者的辅助化疗阶段；并可与其他生育力保存方式同时使用。

对于乳腺癌患者，卵巢刺激卵母细胞冷冻和卵巢组织冷冻均是可供选择的女性生育力保存措施。化疗前间隔时间超过 2 周者可进行卵巢刺激后卵母细胞冷冻。如果距离化疗时间不足 2 周，应行卵巢组织冷冻保存。

3.2.1 卵母细胞冷冻保存和胚胎冷冻保存

对于推迟治疗不会影响预后的乳腺癌患者，推荐实施 COS 进行卵母细胞和（或）胚胎冷冻保存 [30]。胚胎冷冻和卵母细胞冷冻是目前成熟的生育力保存方法，适合治疗前等待期 > 2 周的患者。胚胎冷冻可用于已婚、家庭稳定的女性，而卵母细胞冷冻适用于未婚女性 [18]。通常从药物刺激卵巢促排卵开始至取卵需要大约 2 周时间，取卵后 48 小时内便可以开始化疗；或者在手术切除肿瘤后或辅助放化疗前 2 ~ 4 周内进行 COS。

3.2.2 卵巢组织冷冻保存及移植

卵巢组织冷冻不仅保存了生殖细胞，还保存了可恢复生殖内分泌功能的卵巢组织，是青春期前的女性唯一可用的生育力保存策略，同时也是已经开始化疗（1 ~ 2 个周期以内）的女性可以采取的生育力保存方式 [31,32]。该方案适用于需要化疗、癌细胞卵巢组织转移风险低的患者，由于不需要使用促排卵药物，在乳腺癌患者中有着很好的适用性 [24,32-33]。携带 *BRCA1/2* 基因突变的乳腺癌患者还应进行生育遗传咨询。

借鉴国际共识指南经验并结合国内具体情况，我们提出卵巢组织冻存的筛选标准和主要适应证如下 [24,32,34-36]：①年龄 ≤ 35 岁，且卵巢储备功能较好，可以根据卵巢储备情况和个人意愿适当放宽年龄限制；②肿瘤患者必须排除卵巢恶性肿瘤或卵巢转移，转移风险高者需谨慎考虑；③原发病预后较好；④由原发病及其治疗导致的 POI 发生风险高（ > 50%）；⑤能够耐受腹腔镜或开腹卵巢组织活检手术；⑥距放疗、化疗开始时间至少 7 天；⑦患者本人或其监护人知情同意。

3.2.3 未成熟卵母细胞体外成熟（IVM）

对不宜进行或没有足够的时间进行控制性卵巢刺激的患者实施生育力保存，可以直接从卵巢中获取未成熟卵母细胞，在体外培养至成熟卵母细胞阶段。关于获取未成熟卵母细胞的时机，有以下建议：

（1）直接穿刺卵巢中自然发育的窦卵泡。

（2）用促性腺激素进行 3～5 天短暂卵巢刺激后，待卵巢中卵泡直径达到 5 mm 左右，用或不用 HCG "扳机"直接穿刺卵泡取卵。

（3）对手术获取的卵巢组织进行体外穿刺小窦卵泡来获取不成熟卵，进行体外培养成熟或进行未成熟的卵母细胞玻璃化冷冻保存，待使用时培养成熟。

乳腺癌患者女性生育力保存流程图见图 2-1。

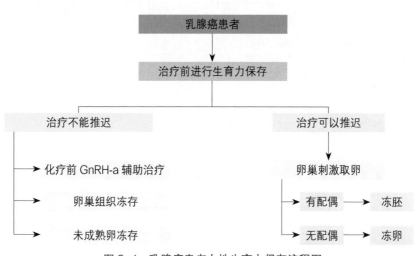

图 2-1 乳腺癌患者女性生育力保存流程图

3.3 乳腺癌患者实施女性生育力保存方法的比较

表 2-2 比较乳腺癌患者实施女性生育力保存各种方法

生育力保存方法	优势	局限
胚胎冷冻保存	·技术成熟 ·PGT 可能性	·需要 COS ·肿瘤治疗延迟 2～5 周 ·需要已婚 ·经济费用 ·伦理法律问题
成熟卵母细胞 冷冻保存	·技术成熟 ·PGT 可能性	·需要 COS ·肿瘤治疗延迟 2～5 周 ·经济费用 ·伦理法律问题
卵巢组织冷冻 保存	·无须 COS ·无须延迟肿瘤治疗 ·恢复内分泌功能 ·对已开始化疗女性仍 可施行	·卵巢组织存在恶性细胞可能 ·需要手术，可能的手术风险 ·不建议 35 岁以上患者 ·仅适用于部分有相应手术及实验室 技术的中心
未成熟卵母细胞体 外成熟	·可无须 COS ·无须延迟肿瘤治疗	·疗效有争议

注：PGT：胚胎植入前遗传学检测；COS：卵巢控制性促排卵。

3.4 乳腺癌患者实施女性生育力保存的妊娠建议

3.4.1 乳腺癌患者实施女性生育力保存的妊娠时机选择

根据国内外文献和指南，乳腺癌患者的妊娠时机建议如下[14,37-39]：①乳腺原位癌患者手术和放疗结束后；②淋巴结阴性的乳腺浸润性癌患者手术后 2 年；③淋巴结阳性的乳腺浸润性癌患者手术后 5 年；④需要辅助内分泌治疗的患者，在受孕前 3 个月停止内分泌治疗，直至生育后哺乳结束，再继续内分泌治疗。

3.4.2　乳腺癌患者实施女性生育力保存的妊娠策略选择

《中国年轻乳腺癌诊疗专家共识（2022）》建议年轻乳腺癌患者尽可能在复发高峰年限过后再考虑妊娠。虽然乳腺癌辅助内分泌治疗会导致年轻患者进一步推迟妊娠时间，甚至错过最佳生育时机，但是不建议患者为生育而中断规范的内分泌治疗。推荐所有具有生育需求或希望保护卵巢功能的年轻乳腺癌患者在化疗期间应用 GnRH-a 保护卵巢，无论是否已经采用其他生育力保存技术[40]。

（1）自然妊娠[15]：

应用 GnRH-a 进行卵巢保护的患者可在停止治疗 3 个月后接受生育力评估和追踪，尝试自然妊娠。

《中国育龄期女性乳腺癌病人生育力保存临床实践指南（2023 版）》也指出，肿瘤治疗与妊娠的间隔安全时间尚不明确，能否妊娠及妊娠时机需结合患者病情、肿瘤用药史、患者意愿和生育力状态等，进行多学科综合评估而定[18]。在既往患激素受体阳性早期乳腺癌的特定女性中，与外部对照队列相比，暂时中断内分泌治疗以尝试妊娠并未带来更高的乳腺癌事件（包括远处复发）短期风险[5]。接受卵巢组织冷冻的患者应根据卵巢组织回移的相关指南，在乳腺、内分泌、生殖专家的指导下，选择合适的回移时机。若进行原位移植，则有机会尝试自然妊娠，卵巢组织回移后恢复卵巢功能以及卵巢功能维持的时间存在个体差异，主要依赖于卵巢组织冷冻时卵泡的密度。据报道，卵巢组织回移后恢复内分泌功能所需的时间在 6 周至 9 个月不等，卵巢功能维持时间平均在 4～5 年。上述两种情况下，若尝试期＞6 个月未能妊娠，建议在辅助生殖技术的帮助下妊娠。

（2）辅助生殖技术妊娠：

根据不育人群现有数据，年龄小于 35 岁的不育妇女胚胎冻融复苏移植的活产率为 38.7%，且胚胎冷冻时间不影响活产率；而卵母细胞冷冻复苏活产率约为 34%[15]。卵巢组织回移妊娠率约为 30%，活产率约为 25%。对于年龄 < 35 岁，卵巢功能较好的患者，如果采取卵母细胞 / 胚胎冷冻，并联合卵巢组织冷冻，累积活产率有望提高到 50% ~ 60%[32,41]。

（3）遗传性乳腺癌的生殖干预：

BRCA1/2 基因突变（或者其他致病基因突变）的乳腺癌患者以及家族中的突变携带者应在妊娠时与生殖遗传医生讨论生育方案[15]。目前，在辅助生殖技术的基础上，采用胚胎植入前遗传学检测，能够有效地筛选出存在高致病风险 *BRCA1/2* 基因变异类型的胚胎，从而避免遗传学缺陷向子代的传递，真正实现孕前优生[21,22]。该技术于 1990 年首次成功应用于辅助生殖临床治疗，世界首例排除肿瘤易感基因突变的婴儿于 2001 年出生，在伦理上也已经被广泛认可[32,42]。

（编写组组长：马　飞　成员：马　飞　甄秀梅　武　泽　莫红楠）

参考文献

[1] 中国年轻乳腺癌诊疗与生育管理专家共识专家委员会. 年轻乳腺癌诊疗与生育管理专家共识 [J]. 中华肿瘤杂志, 2019, 41(7): 486–495.

[2] Bougie O, Weberpals JI. Clinical considerations of BRCA1-and BRCA2-mutation carriers:a review[J]. Int J Surg Oncol, 2011, 2011: 1–11.

[3] Chinese Anti-Cancer Association, Committee of Breast Cancer Society. 中国早期乳腺癌卵巢功能抑制临床应用专家共识 (2021 年版)[J]. 中国癌症杂志, 2022, 32(2): 177–190.

[4] Hart RJ. Physiological Aspects of Female Fertility: Role of the Environment, Modern Lifestyle, and Genetics[J]. Physiol Rev, 2016, 96(3): 873–909.

[5] Partridge AH, Niman SM, Ruggeri M, et al. Interrupting Endocrine Therapy to Attempt Pregnancy after Breast Cancer[J]. N Engl J Med, 2023, 388(18): 1645–1656.

[6] Huang KL, Mashl RJ, Wu Y, et al. Pathogenic Germline Variants in 10389 Adult Cancers[J]. Cell, 2018, 173(2): 355–370.

[7] Paluch-Shimon S, Pagani O, Partridge AH, et al. ESO-ESMO 3rd international consensus guidelines for breast cancer in young women (BCY3)[J]. Breast, 2017, 35: 203–217.

[8] Gradishar William J, Moran Meena S, Abraham Jame, et al. NCCN Guidelines® Insights: Breast Cancer, Version 4. 2023[J]. J Natl Compr Canc Netw, 2023, 21(6): 594–608.

[9] Daly MB, Pilarski R, Berry M, et al. NCCN Guidelines Insights: Genetic/Familial High-Risk Assessment: Breast and Ovarian, Version 2. 2017[J]. J Natl Compr Canc Netw, 2017, 15(1): 9–20.

[10] Zhang J, Sun J, Chen J, et al. Comprehensive analysis of BRCA1 and BRCA2 germline mutations in a large cohort of 5931 Chinese women with breast cancer[J]. Breast Cancer Res Treat, 2016, 158(3): 455–462.

[11] Gradishar WJ, Anderson BO, Balassanian R, et al. Breast Cancer, Version 4. 2017, NCCN Clinical Practice Guidelines in Oncology[J]. J Natl Compr Canc Netw, 2018, 16(3): 310–320.

[12] 张学, 季加孚, 徐兵河. 肿瘤遗传咨询——肿瘤是遗传疾病 [M]. 北京: 人民卫生出版社, 2016.

[13] 中国妇幼保健协会生育力保存专业委员会. 女性生育力保存临床实践中国专家共识 [J]. 中华生殖与避孕杂志, 2021, 41(5): 383–391.

[14] 陈玉芸, 吴克瑾. 年轻乳腺癌患者生育力保存现状与临床应对策略 [J]. 中华外科杂志, 2021, 59(2): 104–108.

[15] 湖南乳腺癌患者生育力保存专家协作组. 湖南省年轻女性乳腺癌患者生育力保存实施方案专家共识 [J]. 中国普通外科杂志, 2018, 27(11): 1361–1369.

[16] Mailhes JB. Important biological variables that can influence the degree of chemical-induced aneuploidy in mammalian oocyte and zygotes[J]. Mutat Res, 1995, 339(3): 155–176.

[17] 林海燕, 李予, 张清学. 女性生育力保存 ESHRE 2020 年指南解读 [J]. 实用妇产科杂志, 2021, 37(6): 420–423.

[18] 陈青, 张鹏, 吴克瑾. 中国育龄期女性乳腺癌病人生育力保存临床实践指南 (2023 版)[J]. 中国实用外科杂志, 2023, 43(2): 136–138.

[19] Ovarian Stimulation TEGGO, Bosch E, Broer S, et al. ESHRE guideline:ovarian stimulation for IVF/ICSI[J]. Hum Reprod Open, 2020, 2020(2):1–13.

[20] 刘晓时, 狄文. BRCA 基因突变女性携带者生育力保存研究进展 [J]. 国际妇产科学杂志, 2021, 48(1): 71–74.

[21] 中华医学会病理学分会, 国家病理质控中心. BRCA1/2 数据解读中国专家共识 (2021 版)[J]. 中华病理学杂志, 2021, 50(6): 565–571.

[22] Buonomo Barbara, Massarotti Claudia, Dellino Miriam, et al. Reproductive issues in carriers of germline pathogenic variants in the BRCA1/2 genes: an expert meeting[J]. BMC Med, 2021, 19(1): 1–11.

[23] 中国抗癌协会乳腺癌专业委员会. 中国抗癌协会乳腺癌诊治指南与规范 (2021 年版)[J]. 中国癌症杂志, 2021, 31(10): 954–1040.

[24] 国际妇科内分泌学会中国妇科内分泌学分会及共识专家. 卵巢组织冻存与移植中国专家共识 [J]. 中国临床医生杂志, 2018, 46(4): 496–500.

[25] Oktay K, Harvey BE, Loren AW. Fertility Preservation in Patients With Cancer: ASCO Clinical Practice Guideline Update Summary[J]. J Oncol Pract, 2018, 14(6):

381−385.

[26] Loren AW, Mangu PB, Beck LN, et al. Fertility preservation for patients with cancer: American Society of Clinical Oncology clinical practice guideline update[J]. J Clin Oncol, 2013, 31(19): 2500−2510.

[27] Gradishar WJ, Anderson BO, Balassanian R, et al. NCCN Guidelines Insights: Breast Cancer, Version 1. 2017[J]. J Natl Compr Canc Netw, 2017, 15(4): 433−451.

[28] 贾国丛, 赵晓燕, 任胜楠. 戈舍瑞林对绝经前乳腺癌患者化疗期间卵巢功能的保护 [J]. 中国普通外科杂志, 2011, 20(11): 1188−1191.

[29] Lambertini M, Moore H, Leonard R, et al. Pooled analysis of five randomized trials investigating temporary ovarian suppression with gonadotropin-releasing hormone analogs during chemotherapy as a strategy to preserve ovarian function and fertility in premenopausal early breast cancer patients[J]. Cancer Res, 2018, 78(4 Suppl): GS4−01.

[30] 张聪, 张娜. 女性肿瘤患者生育力保存的研究现状 [J]. 国际生殖健康 / 计划生育杂志, 2016, 35(5): 413−417.

[31] Practice Committee of American Society for Reproductive Medicine. Fertility preservation in patients undergoing gonadotoxic therapy or gonadectomy: a committee opinion[J]. Fertil Steril, 2013, 100(5): 1214−1223.

[32] Donnez J, Dolmans MM. Fertility Preservation in Women[J]. N Engl J Med, 2017, 377(17): 1657−1665.

[33] Ethics Committee of American Society for Reproductive Medicine. Fertility preservation and reproduction in patients facing gonadotoxic therapies: a committee opinion[J]. Fertil Steril, 2013, 100(5): 1224−1231.

[34] Wallace WH, Kelsey TW, AndersonRA. Fertility preservation in pre-pubertal girls with cancer:therole of ovarian tissue cryopreservation[J]. Fertil Steril, 2016, 105(1): 6−12.

[35] Dolmans MM, Masciangelo R. Risk of transplanting malignant cells in cryopreserved ovariant issue[J]. Minerva Ginecol, 2018, 70(4): 436−443.

[36] Wallace WH, Smith AG, Kelsey TW, et al. Fertility preservation for girls and young women with cancer:Population-based validation of criteria for ovarian tissue

cryopreservation[J]. Lancet Oncol, 2014, 15(10): 1129–1136.

[37] 中国抗癌协会乳腺癌诊治指南与规范 (2021 年版)[J]. 中国癌症杂志, 2021, 31(10): 954–1040.

[38] Marija Balic, Christoph Thomssen, Rachel Würstlein, et al. St. Gallen/Vienna 2019: A Brief Summary of the Consensus Discussion on the Optimal Primary Breast Cancer Treatment[J]. Breast care (Basel, Switzerland), 2019, 14(2): 103–110.

[39] 林芸, 谢燕秋. 乳腺癌患者生育力保护及保存 [J]. 山东大学学报 (医学版), 2022, 60(9): 42–46, 52.

[40] 中国临床肿瘤学会乳腺癌专家委员会, 中国抗癌协会乳腺癌专业委员会, 中华医学会外科学分会乳腺外科学组. 中国年轻乳腺癌诊疗专家共识 (2022)[J]. 中华医学杂志, 2023, 103(6): 387–403.

[41] Oktay K, Turan V, Bedoschi G, et al. Fertility Preservation Success Subsequent to Concurrent Aromatase Inhibitor Treatment and Ovarian Stimulation in Women With Breast Cancer[J]. J Clin Oncol, 2015, 33(22): 2424–2429.

[42] Verlinsky Y, Rechitsky S, Verlinsky O, et al. Preimplantation diagnosis for p53 tumour suppressor gene mutations[J]. Reprod Biomed Online, 2001, 2(2): 102–105.

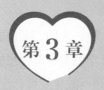

第 3 章

血液及淋巴肿瘤专科管理

近年来，伴随血液肿瘤诊断和治疗方案的不断改进，患者的生存率得到显著提升。临床上根据疾病分期、病理类型以及个体状态综合应用手术、放疗、化疗、靶向治疗等多种手段拟定患者的治疗方案。由于各种治疗方案的生殖毒性，血液肿瘤患者存在不同程度的生育力下降，因此生育力保护对于血液肿瘤患者的长期生活质量具有重要意义。血液系统肿瘤涉及疾病众多，发病年龄也存在差异，本书主要针对好发于育龄期女性以及与女性生育力相关的血液系统恶性肿瘤亚型进行介绍。慢性淋巴细胞白血病、多发性骨髓瘤、骨髓增生异常综合征由于好发于中老年人群，在育龄期女性中较为少见，故暂不在本书中讨论。

1 血液系统恶性肿瘤的分型、治疗方案及预后

1.1 淋巴瘤

1.1.1 霍奇金淋巴瘤（Hodgkin's lymphoma，HL）

HL 好发于儿童、青少年及年轻患者，中国患者的中位发病年龄为 30 岁左右。欧美国家 HL 的发病率高于中国，占淋巴瘤的 12% ~ 15%。HL 的发病原因尚不清楚，可能与感染等原因相关[1,2]。根据病理类型，

HL 可分为结节性淋巴细胞为主型 HL 和经典型 HL，而经典型 HL 又可分为结节硬化型、富于淋巴细胞型、混合细胞型和淋巴细胞削减型四种组织学亚型。早期 HL 推荐进行放化疗综合治疗，晚期 HL 推荐化疗为主的综合治疗。目前一线化疗方案包括 ABVD 方案和 BEACOPP 方案；对于复发或难治的 HL 患者，在接受二线挽救治疗（DHAP 方案、ESHAP 方案、GDP 方案等）后如果疗效达部分缓解或完全缓解，可接受自体造血干细胞移植（autologous stem cell transplantation，ASCT）。本病总体预后佳，早期 HL 患者 5 年无进展生存期（progression free survival，PFS）和总生存期（overall survival，OS）分别为 90.1% 和 96.7%，晚期 HL 患者 5 年 PFS 和 OS 分别为 78.8% 和 86.0%[3]。HL 患者以青年居多、生存期长，有保存生育力的必要。

1.1.2 非霍奇金淋巴瘤（non-Hodgkin's lymphoma，NHL）

NHL 近年来发病率逐年增加，发病年龄、预后与不同的病理类型相关。有研究报道 NHL 的总体 5 年生存率约为 69%，年龄低于 20 岁的女性的 5 年生存率约为 84%[4,5]。NHL 常见的类型包括：弥漫大 B 细胞淋巴瘤、滤泡性淋巴瘤、边缘区淋巴瘤、套细胞淋巴瘤、Burkitt 淋巴瘤、淋巴母细胞淋巴瘤、外周 T 细胞淋巴瘤和 NK/T 细胞淋巴瘤，关于上述各种类型的 NHL 的发病率、预后及一线治疗方案见表 3-1。年轻成人淋巴瘤患者有保存生育力的必要。

1.2 急性白血病（AL）

急性髓系白血病（acute myelogenous leukemia，AML）是成人最常见的急性白血病，占成人急性白血病的 80% 左右，中位诊断年龄约为 65 岁，而在小于 15 岁及 15～39 岁的白血病患者中仅占 15%～20% 和 33%[6]。其中，急性早幼粒细胞白血病（acute promyelocytic leukemia，APL）是 AML 的一种特殊类型，好发于中青年人，平均发病年龄为 44

表 3-1　NHL 的常见类型、发病率、一线治疗方案及预后

类型	发病率	好发人群	恶性程度	一线治疗*	预后
弥漫大B细胞淋巴瘤	占 NHL 的30%～40%	年轻成人及中老年人	年轻成人及中老年人	R-CHOP	5年生存率约为 50%
滤泡性淋巴瘤	占 NHL 的8.1%～23.5%	中老年人	1～2级和3a级为惰性，3b级为侵袭性	R-CHOP、R2、BR	中位生存期大于10年
边缘区淋巴瘤	占 NHL 的5%～10%	中位发病年龄为70岁	惰性	R±化疗方案，可联合放疗	5年生存率约80.8%
套细胞淋巴瘤	占 NHL 的5%	中位发病年龄为65岁	兼具惰性和侵袭性	R-CHOP、BR、VR-CAP、R-DHAP	5年生存率约40%
Burkitt淋巴瘤	占 NHL 的1%～2%	儿童及年轻成人	高度侵袭性	以强化疗结合中枢预防为主的高强度方案	5年生存率80%～90%
淋巴母细胞淋巴瘤	占 NHL 的2%～4%	儿童及青少年	高度侵袭性	强化疗方案结合中枢预防为主的高强度方案，±造血干细胞移植如 BFM90、HyperCVAD	5年生存率约50%
外周T细胞淋巴瘤	占 T 细胞淋巴瘤的25.9%	中老年人	侵袭性	CHOPE 方案	5年生存率30%～40%
NK/T细胞淋巴瘤	占成熟 T 细胞淋巴瘤的10.4%	中位发病年龄为44～55岁	侵袭性	门冬酰胺为基础的联合化疗方案，局限期患者联合放疗如 CHORE/L	Ⅰ/Ⅱ期5年生存率60%～70%，Ⅲ/Ⅳ期5年生存率20%～40%

*R-CHOP：利妥昔单抗、环磷酰胺、阿霉素、长春新碱、泼尼松；BR：苯达莫司汀、利妥昔单抗；R2：利妥昔单抗、来那度胺；VR-CAP：硼替佐米、利妥昔单抗、环磷酰胺、阿霉素、泼尼松；R-DHAP：利妥昔单抗、地塞米松、阿糖胞苷、顺铂；BFM90：环磷酰胺、长春新碱、柔红霉素、地塞米松、阿糖胞苷、培门冬酶、泼尼松；HyperCVAD：环磷酰胺、多柔比星、长春新碱、地塞米松＋阿糖胞苷/甲氨蝶呤交替；ASCT：造血干细胞移植；CHOPE：环磷酰胺、阿霉素、长春新碱、泼尼松、依托泊苷。

岁[7,8]。治疗上，非 APL 的 AML 目前一线化学治疗方案多选用 DA/IA/HAA 序贯中大剂量阿糖胞苷方案，遗传学预后危险度分层为中高危的患者行异基因造血干细胞移植作为巩固治疗。APL 一线治疗多选择全反式维甲酸联合砷剂模式，针对高危患者加用蒽环类及小剂量阿糖胞苷联合治疗。非 APL 的 AML 预后与患者的年龄、体能状态、肿瘤遗传学类型等密切相关，15 岁以下儿童的 5 年总生存率可达 60%～75%，而在 15～39 岁患者中 5 年总生存仅有 50%～60%[9-13]。APL 的病程早期虽然凶险，但随着全反式维甲酸和砷剂的广泛应用，APL 的预后有了极大改善，治愈率可达 90% 以上，有生育力保存的必要[14]。

急性淋巴细胞白血病（acute lymphoblastic leukemia，ALL）是最常见的儿童期恶性肿瘤，约占所有儿童期恶性肿瘤的 1/3，中位诊断年龄 2～5 岁[5]。治疗方案多选择多药联合的强化治疗方案（如 BFM90 方案），有不良预后因素的患者通常在疾病获得缓解后行造血干细胞移植。儿童预后较好，5 年 OS 达 89%；成人患者预后差，5 年 OS 不到 40%[15,16]。

1.3 骨髓增殖性疾病

慢性髓性白血病（chronic myelogenous leukemia，CML）占成人白血病的 15%～20%，好发于中年，我国 CML 患者较西方更为年轻，中位发病年龄在 45～50 岁，而西方国家中位发病年龄为 67 岁[17]。国内年轻患者的比例尚未明确，西方国家报道 20～44 岁 CML 患者约占 17%[18]。目前治疗药物首选以伊马替尼为代表的酪氨酸酶抑制剂（tyrosine kinase inhibitors，TKI），患者的 10 年总生存率达到 85% 以上，有生育力保存的必要[17]。

其他慢性骨髓增殖性疾病包括真性红细胞增多症（polycythemia vera，PV）、特发性血小板增多症（essential thrombocytopenia，ET）、原发性骨髓纤维化（primary myelofibrosis，PMF），治疗通常选择干扰素、羟基脲、芦可替尼等药物。

白血病的类型、发病率、常用治疗及预后见表 3-2。

表 3-2　白血病的类型、发病率、常用治疗及预后

类型	发病率	中位诊断年龄	恶性程度	一线治疗 *	预后
急性髓系白血病	2/10 万	65 岁	侵袭性	IA, DA, HAA, 大剂量阿糖胞苷	儿童 5 年 OS 60%~75%，青少年和青年 5 年 OS 50%~60%
急性早幼粒细胞白血病	0.23/10 万	44 岁	侵袭性	ATRA+砷剂 ± 化疗	治愈率 > 90%
急性淋巴细胞白血病	儿童 3~5/10 万，成人 0.69/10 万	2~5 岁	侵袭性	多药联合的强化治疗方案	儿童 5 年 OS 89%，成人 5 年 OS < 40%
慢性髓性白血病	1.6~2/10 万	45~50 岁	惰性	TKI	10 年 OS 85%~90%

*IA：伊达比星、阿糖胞苷；DA：柔红霉素、阿糖胞苷；HAA：高三尖杉酯碱、阿克拉霉素、阿糖胞苷；ATRA：全反式维甲酸；TKI，酪氨酸激酶抑制剂。

② 血液系统恶性肿瘤及治疗对女性生育力的影响

2.1 血液系统恶性肿瘤对女性生育力的影响

　　血液系统恶性肿瘤对女性生殖功能的直接影响主要与肿瘤细胞累及女性生殖系统（卵巢、子宫内膜、宫颈、阴道等）造成器质性损害相关，进而影响卵巢排卵、胚胎着床等正常生理功能 [19,20]。淋巴瘤对生育的影响还与病理亚型、疾病分期等相关。霍奇金淋巴瘤和早期 NHL 卵巢侵犯和浸润的发生率较低，而晚期非霍奇金淋巴瘤和 Burkitt 淋巴瘤卵巢转移的发生率较前增加。也有研究表明，淋巴瘤和急性白血病患者可能在开始抗肿瘤治疗前卵巢储备就已经减少 [21,22]。患者是否存在生殖系统受累，需结合影像学检查进行综合评估。

2.2 血液系统恶性肿瘤治疗对女性生育力的影响

血液系统肿瘤治疗对女性生育力影响表现为早发性卵巢功能不全（premature ovarian insufficiency，POI）和卵巢早衰（premature ovarian failure，POF），其风险等级与综合因素相关，包括患者年龄、具体病理类型、病灶位置、治疗方案和累积药物剂量有关。

2.2.1 化学疗法对女性生育力的损伤

化疗药物对卵巢功能损伤的程度取决于化疗药物类型及对应的靶细胞种类，大多数细胞毒药物可造成生殖细胞的凋亡、间质血管损伤和卵巢功能损伤，同时，也可直接作用于生长期卵泡致卵巢储备减少及大卵泡凋亡，多种化疗药物联合使用增加性腺损伤风险，常见的白血病、淋巴瘤联合化疗方案对生育力的影响见表 3-3[23,24]。对于有生育要求的年轻血液系统恶性肿瘤患者，化疗对于卵巢的损伤是确切存在且不可逆的，根据对卵巢功能和生育能力损伤风险的大小，可将化疗药物分为：低风险、中等风险和高风险化疗药。

低风险化疗药物包括抗代谢药物（甲氨蝶呤、阿糖胞苷）、蒽环类及长春新碱。蒽环类药物主要影响有丝分裂且代谢活跃的细胞，因此它可能主要对卵巢颗粒细胞产生毒性；长春新碱在淋巴瘤治疗中多用于联合化疗的方案，目前关于其对卵巢功能的影响和损伤机制的报道有限，仍有待进一步研究 [25]。

中等风险化疗药物主要为铂类，常见的为卡铂和顺铂。研究表明[22,26]，顺铂可引起体内酪氨酸激酶 Abl 累积进而引起卵母细胞的死亡；顺铂主要损伤初级卵泡的卵母细胞。

烷化剂为高风险化疗药，代表药物包括环磷酰胺、白消安、马法兰等，烷化剂对始基卵泡的损伤最大，具有细胞周期非特异性。环磷酰胺可与卵巢颗粒细胞的 DNA 交联，引起 DNA 双链断裂，进而介导细胞

表 3-3　血液系统恶性肿瘤常用化疗方案对女性生育力影响风险评估

风险等级	治疗方案	具体药物
淋巴瘤		
高风险 （＞70%）	BEACOPP （≥30 岁）	博来霉素、依托泊苷、多柔比星（阿霉素）、环磷酰胺、长春新碱、丙卡巴肼、泼尼松
	DA-EPOCH-R （＞40 岁）	利妥昔单抗，长春新碱，多柔比星（阿霉素），依托泊苷，环磷酰胺，泼尼松
	（D）ICE	（地塞米松）异环磷酰胺、顺铂、依托泊苷
中风险 （40%~70%）	BEACOPP （＜30 岁）	博来霉素、依托泊苷、多柔比星（阿霉素）、环磷酰胺、长春新碱、丙卡巴肼、泼尼松
	R-CHOP （＞35 岁）	环磷酰胺、阿霉素、长春新碱、泼尼松、利妥昔单抗
	DA-EPOCH-R （＜40 岁）	利妥昔单抗、长春新碱、多柔比星（阿霉素）、依托泊苷、环磷酰胺、泼尼松
	DHAP	顺铂、阿糖胞苷、地塞米松
	高剂量 Arac	阿糖胞苷
低风险 （20%~40%）	ABVD （＞35 岁）	多柔比星（阿霉素）、博来霉素、长春新碱、达卡巴嗪
	R-CHOP （＜35 岁）	环磷酰胺、阿霉素、长春新碱、泼尼松、利妥昔单抗
	FCR	氟达拉滨、环磷酰胺、利妥昔单抗
极低风险 （＜20%）	ABVD （＜35 岁）	多柔比星（阿霉素）、博来霉素、长春新碱、达卡巴嗪
白血病		
低风险	DA	柔红霉素、阿糖胞苷
	IA	伊达比星、阿糖胞苷
	HAA	高三尖杉酯碱、阿糖胞苷、阿克拉霉素/柔红霉素
	COG	柔红霉素、长春新碱、泼尼松、培门冬酶
中风险	高剂量 Arac	阿糖胞苷
中高风险 [27]	Hyper-CVAD	环磷酰胺、长春新碱、地塞米松、阿霉素、甲氨蝶呤、阿糖胞苷、甲泼尼龙
高风险	BuCy	白消安、环磷酰胺
	BEAM	卡莫司汀、依托泊苷、阿糖胞苷、美法仑
未知风险	ATRA+ATO	全反式维甲酸、亚砷酸

的凋亡，且当大剂量应用环磷酰胺时，这种损伤是不可逆的；环磷酰胺还可激活始基卵泡从而加速卵泡的耗竭[19,20]。

2.2.2 放射性疗法对女性生育力的损伤

放疗对于生殖细胞具有较强杀伤性，甚至可导致卵巢与子宫功能的不可逆损害。放疗辐射可破坏卵母细胞 DNA，致原始卵泡消失，难以产生成熟卵泡。盆腔及卵巢部位的放疗能增加 POI 的发生风险，且与放射剂量相关，放射剂量 < 1.5 Gy 一般不增加小于 40 岁女性 POI 的发生风险，但剂量 < 2 Gy 即可杀死大约一半的原始卵泡；当放射剂量增大至 5.0 ~ 10.0 Gy 时，对卵母细胞具有直接毒性，提前绝经的风险将增加 20 倍；对青春期前的女性应用 15 Gy 以上的辐射剂量与不孕症有相关性，这一阈值在青春期后女性患者为 > 10 Gy，在成年女性为 > 6 Gy[28-30]。卵巢衰竭的风险随放疗剂量、患者年龄的增大而增高。放疗中盆腔照射不仅会引起卵巢损伤，亦可导致子宫内膜与血管损伤，继而引起不孕、流产、早产等不良事件的发生。

2.2.3 造血干细胞移植对女性生育力的损伤

经大剂量放化疗或其他免疫抑制预处理，清除受体体内的肿瘤细胞或异常克隆细胞，阻断发病机制，然后把自体或异体造血干细胞移植给受体，使受体重建正常造血和免疫功能而达到治疗目的[31]。造血干细胞移植（hematopoietic stem cell transplantation，HSCT）常用于急性白血病、复发难治淋巴瘤患者的治疗。HSCT 前的清髓预处理方案都包含大剂量烷化剂化疗方案和（或）全身照射治疗，可导致严重的性腺毒性和医源性卵巢衰竭。有研究显示，异基因造血干细胞移植女性患者再生育率不足 5%；预处理方案中，TBI 剂量达到 8 ~ 12 Gy 可造成卵巢功能不全，因此自体或异基因造血干细胞移植对女性生育力损伤的风险级别均为高风险，卵巢衰竭的比率高达 70% ~ 100%[32-34]。

2.2.4 靶向治疗及免疫治疗对女性生育力的损伤

随着精准治疗概念的提出，靶向治疗药物近年来广泛应用于白血病、淋巴瘤等疾病中，其多为单克隆抗体或小分子抑制剂，但有关靶向药物对生育力的研究有限。

CD20 单抗是目前较常用的靶向药物，有研究表明其在联合化疗治疗淋巴瘤时不会增加卵巢功能受损的风险[35]。但因免疫球蛋白 IgG 可通过胎盘屏障，故育龄妇女在使用利妥昔单抗的过程中及治疗后的 12 个月应避免怀孕，可能会导致生育推迟。关于常见靶向药物的种类及生育力损伤风险见表 3-4。在应用相关药物时，需充分告知患者潜在风险。

表 3-4　各种靶向药物对女性生育力影响风险评估

靶向药种类	药名	风险等级
CD20 单克隆抗体	利妥昔单抗、奥妥珠单抗	未知风险
CD30 单克隆抗体	维布妥昔单抗	低风险（＜20%）
BTK 抑制剂	泽布替尼、奥布替尼	未知风险
PD-1/PD-L1 抑制剂	纳武单抗、信迪利单抗、帕博利珠单抗	未知风险
FLT3 抑制剂	吉瑞替尼、索拉非尼	未知风险
PI3K 抑制剂	林普利塞	未知风险
BCL-2 抑制剂	维奈克拉	未知风险
表观遗传学调节剂	西达本胺	未知风险
免疫调节剂	来那度胺	未知风险
TKI	伊马替尼*、达沙替尼、尼洛替尼	未知风险
CAR-T 治疗		未知风险

* 少数个案报道长期应用伊马替尼可能导致卵巢衰竭，促性腺激素刺激的应答受损。

③ 血液系统恶性肿瘤患者女性生育力保存的适应证

2021 年发布的《女性生育力保存临床实践中国专家共识》建议 40 岁以下将要接受 POI 中高风险治疗方案的患者进行生育力保存，POI 低风险治疗方案如 2 个周期的 ABVD 方案可以仅用 GnRH-a 保护卵巢功能[36]。

血液系统恶性肿瘤患者实施女性生育力保存初筛时，应结合患者疾病分型、治疗方法、年龄等考虑生育力保存。此外，对于肿瘤生长迅速、肿瘤负荷重或高风险的患者，可先行化疗，待病情稳定时再行生育力保存；如果患者在前期未能进行生育力保存，当出现疾病进展需接受高风险治疗方案（包含烷化剂）和 HSCT，仍可进行生育力保存[37,38]。

3.1 血液系统恶性肿瘤患者实施女性生育力保存评估

3.1.1 适宜人群的评估

血液系统恶性肿瘤对患者生育功能的影响大多与发病年龄和需要的治疗措施相关。生理年龄可作为预测生育力及卵巢功能的重要指标之一。在 HL 中，年龄是发生 POF 的独立危险因素，患者发病年龄越小，发生 POF 的风险越低；还有研究表明，在接受相同化疗方案治疗的前提下，≥35 岁的女性患者卵泡雌激素的恢复较 35 岁以下的女性患者慢[39,40]。NHL 也常见于青少年和年轻人中。

HL 和 NHL 通常的治疗方案包括放疗、化疗和 HSCT，而大多数 NHL 的化疗方案中包含烷化剂，累积的烷化剂性腺毒性和随后的医源性治疗，会导致超过 80% 的病例出现 POF 和生育力下降[41]。

因为急性白血病起病急、疾病进展快，在生育力保存介入方面存在以下几点特殊性[42]：

（1）急性白血病病程急、病情重，生育力保存时间有限，无法进行常规的促排卵操作。

（2）患者多伴有贫血、中性粒细胞减少、出血倾向、心肺功能异常等影响常规生育力治疗的禁忌证。

（3）如行卵巢组织冷冻需明确告知患者，卵巢组织移植可能发生肿瘤细胞转移。

对于符合适应证的患者，应考虑患者个体特点、疾病情况及治疗方案和技术治疗实施时间制订相应的生育力保存策略使患者得以获益。

3.1.2 评估方法

（1）治疗前卵巢储备功能的评估：

抗米勒管激素（anti-Müllerian hormone，AMH）和基础窦卵泡数（antral follicle count，AFC）是卵巢储备功能相关性最强的独立预测因素[42,43]。卵巢储备功能评估方法参见第 1 章。

（2）治疗方案对卵巢损伤评估：

血液系统恶性肿瘤的治疗方案包括放疗、化疗、造血干细胞移植和免疫治疗。拟进行或已经进行治疗的患者，应评定相关治疗方案对卵巢功能的损伤，不同治疗措施对卵巢功能的损伤及生育力的影响参见第 1 章附录 3、附录 4。

（3）血液系统恶性肿瘤预后情况评估：

1）霍奇金淋巴瘤：

对于早期 HL，不同研究机构定义的预后不良因素略有差别，见表 3-5。

对于晚期 HL，常采用国际预后评分的方式进行评估。不良因素包括：①白蛋白 < 40 g/L；②血红蛋白 < 105 g/L；③男性；④年龄 ≥ 45 岁；⑤ Ⅳ 期病变；⑥白细胞增多，白细胞计数 ≥ 15×10^9/L；⑦淋巴细胞减少，占白细胞比例 < 8% 和（或）淋巴细胞计数 < 0.6×10^9/L。上述每增加一个不良因素，复发风险提高 7% ~ 8%。

表 3-5　早期 HL 不良预后因素 [3]

研究机构	不良预后因素
美国国立综合癌症网络	ESR > 50 mm/h 或伴 B 症状；肿块直径 > 10 cm 或肿块最大径 / 胸腔最大径 > 0.33；受累淋巴结区 > 3 个
德国霍奇金淋巴瘤研究组织	ESR > 50 mm/h 且无 B 症状；ESR > 30 mm/h 伴 B 症状；肿块最大径 / 胸腔最大径 > 0.33，受累淋巴结区 > 2 个；有结外病变
欧洲癌症治疗与研究组织	年龄 ≥ 50 岁；ESR > 50 mm/h 且无 B 症状；ESR > 30 mm/h 伴 B 症状；肿块最大径 / 胸腔 T5 或 T6 水平横径 > 0.35，受累淋巴结区 > 3 个
加拿大癌症国家研究所	年龄 ≥ 40 岁；混合细胞型或淋巴细胞削减型；ESR > 50 mm/h 或伴 B 症状；肿块直径 > 10 cm 或肿块最大径 / 胸腔最大径 > 0.33，受累淋巴结区 > 3 个

2）非霍奇金淋巴瘤：

对于 DLBCL、高级别 B 细胞淋巴瘤伴 MYC 和 BCL-2 和（或）BCL-6 基因易位，双表达、双打击和三打击均提示预后不良。通过 R-IPI 评分可以较好地预测患者预后情况，危险因素包括：①年龄 > 60 岁；②疾病分期为 III ~ IV 期；③结外病变 > 1 个部位；④ LDH 水平高于正常上限；⑤ ECOG PS ≥ 2 分。上述每个危险因素记为 1 分，0 分为预后非常好组，1 ~ 2 分为预后好组，3 ~ 5 分为预后差组。

对于 Burkitt 淋巴瘤患者，散发型、成人、晚期、LDH 升高、骨髓和 CNS 受侵及 HIV 阳性为不良预后因素；成人 LBL 预后明显差于儿童，不良预后因素包括 CNS 受累、诱导化疗结束后有残存病变等。

3）急性髓系白血病（非急性早幼粒细胞白血病）：

AML 的不良预后因素包括：①年龄 ≥ 60 岁；②此前有骨髓增生异常综合征或骨髓增殖性肿瘤病史；③治疗相关性 / 继发性 AML；④高白细胞（白细胞 ≥ 100×10^9/L）；⑤合并中枢神经系统白血病；⑥合并髓外浸润（除外肝、脾、淋巴结受累）。与 AML 危险分度相关的细胞遗传学 / 分子遗传学指标见表 3-6。

表 3-6 细胞遗传学 / 分子遗传学指标危险度分组

预后等级	细胞遗传学	分子遗传学
预后良好	inv(16)(p13q22) 或 (16;16); (p13q22); t(8;21) (q22;q22);	NPM1 突变但不伴有 FLT3-ITD 突变，或者伴有低等位基因比 FLT3-ITD 突变；CEBPA 双突变
预后中等	正常核型；t(9;11)(p22;q23)；其他异常	Inv(16) (p13q22) 或 (16;16) (p13q22) 伴有 C-kit 突变；t(8;21) (q22;q22) 伴有 C-kit 突变；NPM1 野生型但不伴有 FLT3-ITD 突变，或者伴有低等位基因比 FLT3-ITD 突变；NPM1 突变伴有高等位基因比 FLT3-ITD 突变
预后不良	单体核型；复杂核型 (≥ 3 种)，不伴有 t(8;21)(q22;q22)；inv(16)(p13q22) 或 (16;16) (p13q22) 或 (15;17) (q22;q12)；-5；-7；5q-；-17 或 abn(17p)；11q23 染色体易位，除外 t(9;11)；inv(3)(q21q26.2) 或 t(3;3)(q21q26.2)；t(6;9)(p23;q34);t(9;22) (q34.1;11.2)	TP53 突变；RUNX1(AML1) 突变；ASXL1 突变；NPM1 野生型伴高等位基因比 FLT3-ITD 突变

4) 急性早幼粒细胞白血病：

①低危：WBC $< 10 \times 10^9/L$，PLT $\geqslant 40 \times 10^9/L$；

②中危：WBC $< 10 \times 10^9/L$，PLT $< 40 \times 10^9/L$；

③高危：WBC $\geqslant 10 \times 10^9/L$。

5) 急性淋巴细胞白血病：与急性淋巴细胞白血病预后分层相关的危险因素见表 3-7。

表 3-7　成人 ALL 预后危险度分组

	预后佳	预后差	
		B-ALL	T-ALL
诊断时白细胞	$< 30 \times 10^9/L$	$> 30 \times 10^9/L$	$> 100 \times 10^9/L$
免疫表型	胸腺 T	早期前 B（CD10-） 前体 B（CD10-）	早期前 T（CD1a-,sCD3-） 成熟 T（CD1a-,sCD3+）
治疗达 CR 时间	早期	较晚（$> 3 \sim 4$ 周）	
CR 后 MRD	阴性 $< 10^{-4}$	阴性 $> 10^{-4}$	
年龄	< 35 岁	$\geqslant 35$ 岁	
其他因素	依从性、耐受性及多药耐药、药物代谢多态性等		

3.2 血液系统恶性肿瘤患者实施女性生育力保存的风险

　　血液系统恶性肿瘤的女性患者实施生育力保存仍存在一些风险。卵巢组织冷冻后自体回移存在肿瘤细胞残留风险[43,44]。因此，在考虑卵巢移植之前，应谨慎行事，并应用所有可用的方法从卵巢活检中排除淋巴瘤细胞的存在。

 血液系统恶性肿瘤患者女性生育力保存的方法及建议

4.1 女性生育力保存介入的时机与方法

　　根据 ESMO 指南和 ASCO 指南的建议，最佳的生育力保存介入时间是在肿瘤治疗开始之前[46,47]；《淋巴瘤患者生育力保存临床实践中国专家共识》建议生育力保护时机由生殖医学与肿瘤学等多学科医生会诊，根据患者不同亚型预后、具体治疗方案及疾病进展等综合因素共同建议最佳时机[48]。对于肿瘤负荷重、疾病进展迅速或麻醉风险大的患者，建议在治疗后病情达到稳定时再进行生育力保存，但需要注意及告知相关治疗导致的性腺毒性风险。在每个治疗阶段，相关科室医生均应与患者交流生育相关信息，并与患者充分讨论各种治疗手段对生育的影响和相应对策，并做好病历记录。恶性血液病患者生育力保存流程图见图 3-1。

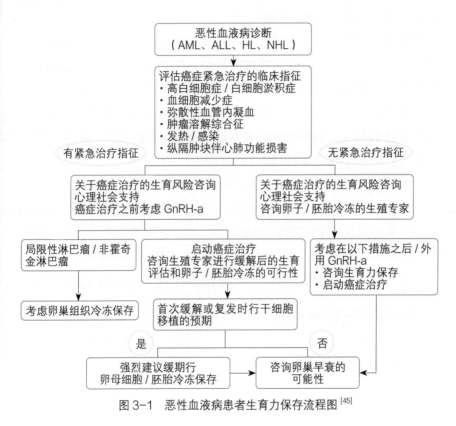

图 3-1　恶性血液病患者生育力保存流程图 [45]

对于 HL 患者，ABVD 化疗联合放疗是目前标准的一线治疗方案，在年轻患者中，ABVD 方案导致卵巢功能不全 / 衰竭的发生风险很低，因此，对于 25 岁以下的 HL 患者，通常不需要进行生育力保存介入；而 25 岁以上的患者推荐进行生育力保存。对于复发 / 难治的 HL 患者，推荐治疗多包括含有烷化剂的化疗方案（例如 BEACOPP），因此这部分患者继发不孕的风险很高，可在接受化疗治疗或 2 个周期化疗后肿瘤负荷下降且患者病情允许的情况下进行卵巢组织获取。HL 治愈后，肿瘤细胞残存风险极低，因此后续进行卵巢组织的移植也相对安全。部分患者还可以考虑化疗前进行未成熟卵母细胞体外成熟（in vitro maturation，IVM）冻卵 / 胚胎。

对于 NHL 患者，化疗方案通常为卵巢损伤低风险，但方案中大多包含烷化剂，仍应强调潜在的 POF 风险。推荐当患者一般状况良好时进行生育力保存，高级别 / 侵袭性 NHL 的患者建议先治疗原发疾病，暂不建议进行生育力保存；低级别的 NHL 患者可首先考虑卵巢组织冷冻或联合 IVM 冻存卵母细胞，青春期后的成年女性（25 ~ 40 岁）还可考虑进行 COS 后冻存卵母细胞 / 胚胎。

对于白血病患者，因急性白血病开始治疗时间延迟风险大，且其一线治疗方案多为低 / 中危生殖毒性药物，因此并不建议在治疗开始之前优先行生育力保存，而建议在二线治疗前（包括高危生殖毒性药物，放疗和 / 或造血干细胞移植）进行；而慢性髓系白血病，若病情允许，建议在开始 TKIs 治疗前行生育力保存，可先行选择干扰素控制疾病进展 [18,49]。

4.2 血液系统恶性肿瘤患者女性生育力保存的方案选择

4.2.1 卵母细胞冷冻保存和胚胎冷冻保存

参见第 1 章相关内容。

4.2.2 卵巢组织冷冻保存及移植

参见第 1 章相关内容。

4.2.3 卵巢移位

卵巢移位术是指当患者有放射治疗指征时将卵巢移开辐射区。对于学龄期或青春期的 HL 患者，在接受放疗前应行卵巢移位术。也可在卵巢移位的同时行卵巢组织冻存术，以尽可能保留生育功能。若在抗淋巴瘤治疗后卵巢残留部分功能，可在取卵后将卵巢重新植回盆腔；若卵巢功能丧失，则冻存卵巢组织的复植显得尤为重要。

4.2.4　未成熟卵母细胞体外成熟（IVM）

对于不宜进行控制性卵巢刺激患者，可以直接从卵巢内获取窦卵泡中的未成熟的颗粒细胞 – 卵母细胞复合体（cumulus-oocyte complexes，COCs），进行体外成熟。

4.3　血液系统恶性肿瘤患者女性生育力保存的临床路径（图 3-2）

诊断时	·侵袭性病程，需要尽快开始治疗 ·患者通常状态欠佳，合并全血细胞减少 ·血液循环和器官受累风险高 ·记录基线 FSH、LH 和 AMH 水平
一线治疗	提供生育力保存咨询，但无须施行生育力保存 ·一线治疗通常生育力损伤低中危，且治愈概率高 ·延迟治疗风险高于优先生育力保存的获益
二线治疗	冻卵： ·既往未冻卵 ·距离末次化疗间隔至少 6 个月 ·生理和心理成熟，通常年龄>16 岁 ·肿瘤病情允许推迟治疗 21 天 ·允许在深度镇静下取卵 卵巢组织冻存： ·若无法冻卵，可考虑在再次诱导化疗后、大剂量化疗和 HSCT 前行卵巢组织冻存
休疗	监测卵巢功能、卵巢储备变化，若为异常，考虑生育咨询

图 3-2　血液系统恶性肿瘤患者女性生育力保存的临床路径 [49]

4.4 血液系统恶性肿瘤患者实施女性生育力保存的妊娠策略选择

关于血液肿瘤患者的生育时机，建议血液肿瘤与生殖医学等多学科医生会诊共同讨论决定。由于在血液肿瘤患者中，年龄仍是影响生育结局最重要的因素，因此建议有生育意愿的血液肿瘤患者在抗肿瘤治疗结束后经血液肿瘤专科医生评估可妊娠时，也应尽快向生殖专科医生咨询生育方案，可采取自然妊娠或辅助生殖技术助孕的方式[48]。

（编写组组长：景红梅　成员：梁晓燕　景红梅　宋雪凌　李　森　高　爽）

参考文献

[1] Siegel RL, Miller KD, Jemal A. Cancer Statistics, 2017[J]. CA Cancer J Clin, 2017, 67(1): 7–30.

[2] 中国抗癌协会血液肿瘤专业委员会, 中华医学会血液学分会, 中国霍奇金淋巴瘤工作组. 中国霍奇金淋巴瘤的诊断与治疗指南 (2022 年版)[J]. 中华血液学杂志, 2022, 43(9): 705–715.

[3] 中国抗癌协会淋巴瘤专业委员会, 中国医师协会肿瘤医师分会, 中国医疗保健国际交流促进会肿瘤内科分会. 中国淋巴瘤治疗指南 (2021 年版)[J]. 中华肿瘤杂志, 2021, 43(7): 707–735.

[4] Siegel RL, Miller KD, Jemal A. Cancer statistics, 2016[J]. CA Cancer J Clin. 2016, 66(1): 7–30.

[5] Ward E, DeSantis C, Robbins A, et al. Childhood and adolescent cancer statistics, 2014[J]. CA Cancer J Clin, 2014, 64(2): 83–103.

[6] Creutzig U, Kutny MA, Barr R, et al. Acute myelogenous leukemia in adolescents and young adults[J]. Pediatr Blood Cancer, 2018, 65(9): 1–9.

[7] Vickers M, Jackson G, Taylor P. The incidence of acute promyelocytic leukemia appears constant over most of a human lifespan, implying only one rate limiting mutation[J]. Leukemia, 2000, 14(4): 722–726.

[8] 中华医学会血液学分会, 中国医师协会血液科医师分会. 中国急性早幼粒细胞白血病诊疗指南 (2018 年版)[J]. 中华血液学杂志, 2018, 39(3): 179–183.

[9] Abrahamsson J, Forestier E, Heldrup J, et al. Response-guided induction therapy in pediatric acute myeloid leukemia with excellent remission rate[J]. J Clin Oncol, 2011, 29(3): 310–315.

[10] Creutzig U, Zimmermann M, Bourquin JP, et al. Randomized trial comparing liposomal daunorubicin with idarubicin as induction for pediatric acute myeloid leukemia: results from study AML-BFM 2004[J]. Blood, 2013, 122(1): 37–43.

[11] Burnett A, Wetzler M, Löwenberg B. Therapeutic advances in acute myeloid leukemia[J]. J Clin Oncol, 2011, 29(5): 487–494.

[12] Burnett AK, Russell NH, Hills RK, et al. A randomized comparison of daunorubicin

90 mg/m^2 vs 60 mg/m^2 in AML induction: results from the UK NCRI AML17 trial in 1206 patients[J]. Blood, 2015, 125(25): 3878–3885.

[13] Keegan TH, Ries LA, Barr RD, et al. Comparison of cancer survival trends in the United States of adolescents and young adults with those in children and older adults[J]. Cancer, 2016, 122(7): 1009–1016.

[14] 中国抗癌协会小儿肿瘤专业委员会. 中国儿童急性早幼粒细胞白血病诊疗指南 [J]. 中华实用儿科临床杂志, 2022, 37(2): 81–88.

[15] Ma H, Sun H, Sun X. Survival improvement by decade of patients aged 0–14 years with acute lymphoblastic leukemia: a SEER analysis[J]. Sci Rep, 2014, 4: 1–7.

[16] Samra B, Jabbour E, Ravandi F, et al. Evolving therapy of adult acute lymphoblastic leukemia: state-of-the-art treatment and future directions[J]. J Hematol Oncol, 2020, 13(1): 1–17.

[17] 中华医学会血液学分会. 慢性髓性白血病中国诊断与治疗指南 (2020 年版)[J]. 中华血液学杂志, 2020, 41(5): 353–364.

[18] Bhandari A, Rolen K, Shah BK. Management of chronic myelogenous leukemia in pregnancy[J]. Anticancer Res, 2015, 35(1): 1–11.

[19] Chun EK, Jee BC, Kim JY, et al. Effect of Imatinib coadministration on in Vitro oocyte acquisition and subsequent embryo development in cyclophosphamide-treated mice[J]. Reprod Sci, 2014, 21(7): 906–914.

[20] Kalich-Philosoph L, Roness H, Carmely A, et al. Cyclophosphamide triggers follicle activation and "burnout", AS101 prevents follicle loss and preserves fertility[J]. Sci Transl Med, 2013, 5(185): 1–11.

[21] Lekovich J, Lobel ALS, Stewart JD, et al. Female patients with lymphoma demonstrate diminished ovarian reserve even before initiation of chemotherapy when compared with healthy controls and patients with other malignancies[J]. J Assist Reprod Genet, 2016, 33(5): 657–662.

[22] Kim SY, Cordeiro MH, Serna VA, et al. Rescue of platinum-damaged oocytes from programmed cell death through inactivation of the p53 family signaling network[J]. Cell Death Differ, 2013, 20(8): 987–997.

[23] Roness H, Kashi O, Meirow D. Prevention of chemotherapy-induced ovarian

damage[J]. Fertil Steril, 2016, 105(1): 20–29.

[24] Hickman LC, Valentine LN, Falcone T. Preservation of gonadal function in women undergoing chemotherapy: a review of the potential role for gonadotropin-releasing hormone agonists[J]. Am J Obstet Gynecol, 2016, 215(4): 415–422.

[25] Morgan S, Anderson RA, Gourley C, et al. How do chemotherapeutic agents damage the ovary[J]. Hum Reprod Update, 2012, 18(5): 525–535.

[26] Gonfloni S. DNA damage stress response in germ cells: role of c-Abl and clinical implications[J]. Oncogene, 2010, 29(47): 6193–6202.

[27] Siegel SE, Advani A, Seibel N, et al. Treatment of young adults with Philadelphia-negative acute lymphoblastic leukemia and lymphoblastic lymphoma: Hyper-CVAD vs. pediatric-inspired regimens[J]. Am J Hematol, 2018, 93(10): 1254–1266.

[28] Donnez J, Dolmans MM. Fertility preservation in women[J]. N Engl J Med, 2017, 377(17): 1657–1665.

[29] Barr RD. Risk of premature menopause after treatment for Hodgkin's lymphoma[J]. J Natl Cancer Inst, 2014, 106(9): 1–12.

[30] Burns KC, Hoefgen H, Strine A, et al. Fertility preservation options in pediatric and adolescent patients with cancer[J]. Cancer, 2018, 124(9): 1867–1876.

[31] 张之南, 郝玉书, 赵永强, 等. 血液病学. 2 版 [M]. 北京: 人民卫生出版社, 2011.

[32] Leader A, Lishner M, Michaeli J, et al. Fertility considerations and preservation in haemato-oncology patients undergoing treatment[J]. Br J Haematol, 2011, 153(3): 291–308.

[33] Martinez F. Update on fertility preservation from the Barcelona International Society for Fertility Preservation-ESHRE-ASRM 2015 expert meeting: indications, results and future perspectives[J]. Fertil Steril, 2017, 108(3): 407–415.

[34] Joshi S, Savani BN, Chow EJ, et al. Clinical guide to fertility preservation in hematopoietic cell transplant recipients[J]. Bone Marrow Transplant, 2014, 49(4): 477–484.

[35] Gharwan H, Lai C, Grant C, et al. Female fertility following dose-adjusted EPOCH-R chemotherapy in primary mediastinal B-cell lymphomas[J]. Leuk Lymphoma, 2016, 57(7): 1616–1624.

[36] 中国妇幼保健协会生育力保存专业委员会. 女性生育力保存临床实践中国专家共识 [J]. 中华生殖与避孕杂志, 2021, 41(5): 383–391.

[37] 湖南乳腺癌患者生育力保存专家协作组. 湖南省年轻女性乳腺癌患者生育力保存实施方案专家共识 [J]. 中国普通外科杂志, 2018, 27(11): 1361–1369.

[38] Viviani S, Caccavari V, Gerardi C, et al. Male and female fertility: prevention and monitoring Hodgkin lymphoma and diffuse large B-cell lymphoma adult survivors: a systematic review by the Fondazione Italiana Linfomi[J]. Cancers(Basel), 2021, 13(12): 1–29.

[39] De Bruin ML, Huisbrink J, Hauptmann M, et al. Treatment-related risk factors for premature menopause following Hodgkin lymphoma[J]. Blood, 2008, 111(1): 101–108.

[40] Anderson RA, Remedios R, Kirkwood AA, et al. Determinants of ovarian function after response-adapted therapy in patients with advanced Hodgkin's lymphoma(RATHL): a secondary analysis of a randomised phase 3 trial[J]. Lancet Oncol, 2018, 19(10): 1328–1337.

[41] Salama M, Woodruff TK. Anticancer treatments and female fertility: clinical concerns and role of oncologists in oncofertility practice[J]. Expert Rev Anticancer Ther, 2017, 17(8): 687–692.

[42] Wallace WH, Kelsey TW, Anderson RA. Fertility preservation in pre-pubertal girls with cancer: the role of ovarian tissue cryopreservation[J]. Fertil Steril, 2016, 105(1): 6–12.

[43] Shaw JM, Bowles J, Koopman P, Wood EC, Trounson AO. Fresh and cryopreserved ovarian tissue samples from donors with lymphoma transmit the cancer to graft recipients[J]. Hum Reprod, 1996, 11(8): 1668–1673.

[44] Dolmans MM, Donnez J, Cacciottola L. Fertility preservation: The challenge of freezing and transplanting ovarian tissue[J]. Trends Mol Med, 2021, 27(8): 777–791.

[45] Loren AW, Senapati S. Fertility preservation in patients with hematologic malignancies and recipients of hematopoietic cell transplants[J]. Blood, 2019, 134(9): 746–760.

[46] Paluch-Shimon S, Cardoso F, Partridge AH, et al. ESO-ESMO fifth international

consensus guidelines for breast cancer in young women(BCY5)[J]. Ann Oncol, 2022, 33(11): 1097–1118.

[47] Oktay K, Harvey BE, Partridge AH, et al. Fertility preservation in patients with cancer: ASCO Clinical Practice Guideline Update[J]. J Clin Oncol, 2018, 36(19): 1994–2001.

[48] 中国医师协会生殖医学专业委员会, 中国临床肿瘤学会淋巴瘤专家委员会, 中国医疗保健国际交流促进会生殖医学分会. 淋巴瘤患者生育力保存临床实践中国专家共识 [J]. 中华生殖与避孕杂志, 2023, 43(2): 113–122.

[49] Yasmin E, Mitchell R, Lane S. Preservation of fertility in teenagers and young adults treated for haematological malignancies[J]. Lancet Haematol, 2021, 8(2): e149–e160.

第 4 章

子宫内膜异位症专科管理

子宫内膜异位症（endometriosis）是常见的慢性妇科疾病。该疾病本身及其治疗过程都可能会影响患者的卵巢储备功能，进而降低患者的生育力。近年来，随着早期诊断、早期干预和治疗水平的提高，子宫内膜异位症患者有年轻化的趋势且育龄期患者有生育力保存的需求。本书主要从临床实践需求出发，针对子宫内膜异位症患者的治疗策略和手术方式，提出生育力保存的标准化门诊实践路径。

① 子宫内膜异位症及治疗对女性生育力的影响

1.1 子宫内膜异位症对女性生育力的影响

1.1.1 子宫内膜异位症导致盆腔解剖结构异常

子宫内膜异位症导致的炎症反应可引起盆腔粘连，使盆腔解剖结构出现异常，如输卵管扭曲、输卵管管腔粘连、卵巢与周围组织粘连等，进而影响卵巢排卵、输卵管伞端拾卵、精子及受精卵的运输，从而降低患者受孕能力 [1-2]。

1.1.2 子宫内膜异位症导致盆腔内微环境改变

子宫内膜异位症患者腹腔液中的炎性细胞因子、巨噬细胞、前列腺素等增多，T 淋巴细胞功能障碍[3-5]，通过介导异常免疫及炎症反应，降低卵母细胞质量、抑制精子活力、减弱输卵管拾卵功能、干扰卵母细胞 – 精子的相互作用、损害胚胎发育并阻碍着床，从而导致不孕[6]。

1.1.3 子宫内膜异位症对卵巢储备功能及卵母细胞质量的影响

卵巢子宫内膜异位病灶中含大量活性氧、游离铁、蛋白水解酶等物质，对卵巢组织和生长的卵泡有毒性作用，可侵蚀破坏卵巢组织，诱发卵泡闭锁，消耗卵泡数量，导致卵巢储备功能下降[7-8]。研究报道单侧卵巢子宫内膜异位症患者患侧卵巢的卵泡数量明显低于未患病的对侧卵巢[9]。相较于非子宫内膜异位症人群，卵巢子宫内膜异位症患者的抗米勒管激素（AMH）水平显著降低[10]。子宫内膜异位症在减少卵泡数量的同时，亦可通过异常免疫及炎症反应，以及引起减数分裂纺锤体断裂和细胞外基质重塑，从而影响卵母细胞的质量[11]。

有文献报道子宫内膜异位症与卵母细胞形态异常显著相关，子宫内膜异位症患者卵母细胞线粒体结构异常比例增加，线粒体数量减少。当子宫内膜异位症患者捐赠卵母细胞时，其供卵的妊娠率、种植率也较非子宫内膜异位症患者降低[12-14]。

1.1.4 子宫内膜异位症对胚胎发育的影响

子宫内膜异位症对胚胎发育的影响亦是导致其不孕的机制之一[15]。通过胚胎时差（time-lapse）培养箱观察到，与对照组相比，子宫内膜异位症患者胚胎达到 2 ~ 8 个细胞的速度较慢，发育到卵裂期和囊胚的时间均延迟，进展到卵裂期和囊胚的可能性更低[16]。

1.1.5 子宫内膜异位症对子宫内膜容受性的影响

子宫内膜异位症对子宫内膜容受性的影响尚有争议。与正常妇女相比，子宫内膜异位症患者表观基因组、蛋白质组学及转录组学分子表达异常，参与胚胎附着及侵袭的关键蛋白表达减少，提示子宫内膜异位症可降低子宫内膜容受性，减少胚胎植入概率[17-19]。供卵研究显示，将捐赠者的卵母细胞植入子宫内膜异位症及非子宫内膜异位症的女性体内，子宫内膜异位症患者的种植率、临床妊娠率和活产率较非子宫内膜异位症患者降低[20]。

1.1.6 子宫内膜异位症对患者心理和性功能的影响

子宫内膜异位症患者会出现慢性盆腔疼痛及不适感，也会引起同房时深部性交痛，使患者减少性交的频率，从而降低受孕概率。此外，30% ~ 70% 的子宫内膜异位症患者同房时有其他心理问题及性功能障碍，影响患者受孕[21-22]。

1.2 子宫内膜异位症的治疗对女性生育力的影响

目前治疗子宫内膜异位症的方法主要包括药物治疗、手术治疗及辅助生殖治疗。

1.2.1 药物治疗对女性生育力的影响

子宫内膜异位症的药物治疗主要包括非甾体类抗炎药、孕激素类、复方口服避孕药、促性腺激素释放激素激动剂（GnRH-a）及中药等[23]。虽然药物治疗能有效缓解与子宫内膜异位症相关的疼痛，但没有证据表明药物治疗能改善生育力，也没有足够证据表明术后使用 GnRH-a 能增加子宫内膜异位症患者临床妊娠率，对此，2022 年 ESHRE 指南不建议有生育需求的子宫内膜异位症患者术后使用抑制卵巢功能的药物治疗[24-25]。

1.2.2 手术治疗对女性生育力的影响

手术是治疗子宫内膜异位症患者不孕的主要手段之一，可以去除子宫内膜异位病灶并恢复盆腔正常解剖结构，解除子宫内膜异位病灶对其累及器官或部位的损害，改善盆腔环境和功能，从而有助于妊娠。腹腔镜手术则是子宫内膜异位症相关不孕患者的首选手术方式[26]。研究表明手术可以增加子宫内膜异位症患者自然受孕的机会，提高美国生殖医学学会（American Society for Reproductive Medicine，ASRM）子宫内膜异位症分期 I / II 期子宫内膜异位症患者的持续妊娠率，但并没有足够证据表明手术能改善深部浸润型子宫内膜异位症（deep infiltrating endometriosis，DIE）患者的生育结局[25,27]。

卵巢储备功能与卵巢皮质内的卵泡、血管以及神经密切相关，子宫内膜异位症手术中剥除卵巢异位病灶、过度电凝止血、卵巢缝合操作不当等均会不同程度地破坏卵巢组织，影响卵巢血供，降低卵巢储备功能。在手术剥离下的卵巢子宫内膜异位囊壁中，50%~94% 附带有正常的卵巢组织[28]。行卵巢子宫内膜异位囊肿切除术后患者 AMH 显著下降，也显著增加患者发生卵巢低反应（poor ovarian response，POR）的风险[29]。此外，不恰当的手术操作也可能损伤其他重要的器官和结构如输卵管、盆腔内的动脉等，还可能引起术后盆腔粘连等。这些均会造成女性生育力损伤。

1.2.3 辅助生殖治疗对女性生育力的影响

辅助生殖治疗包括卵巢刺激（ovarian stimulation，OS）、卵巢刺激联合宫腔内人工授精（intrauterine insemination，IUI）以及体外受精 – 胚胎移植（in vitro fertilization and embryo transfer，IVF-ET）。对于 ASRM I / II 期子宫内膜异位症患者的相关不孕，采用 OS + IUI 能够改善妊娠；而 OS+IUI 对 ASRM III / IV 期患者的疗效尚不确定[25]。采用 IVF-

ET 助孕适合各种类型的子宫内膜异位症不孕患者，具有很好的治疗效果[30-31]。对于拟行辅助生殖技术的子宫内膜异位症患者，无须手术去除病灶。手术治疗并不能增加取卵数、妊娠率和活产率，并可能导致卵巢储备功能下降[29,32-33]。

② 子宫内膜异位症患者的女性生育力保护

2.1 子宫内膜异位症治疗中实施女性生育力保护

盆腔子宫内膜异位症的病灶（特别是卵巢部位），以及病灶切除手术等操作都可能对卵巢储备功能造成损害，尤其是卵巢子宫内膜异位囊肿手术。据报道，单侧卵巢子宫内膜异位囊肿手术后 AMH 水平下降 30%，而双侧囊肿术后 AMH 水平下降 44%[28]。因此，对于子宫内膜异位症患者，手术指征和手术时机的选择非常重要。《子宫内膜异位症诊治指南（第 3 版）》提示子宫内膜异位症患者有以下情况需进行手术治疗[23]：①卵巢子宫内膜异位囊肿直径 ≥ 4 cm；②合并不孕；③疼痛药物治疗无效。

以下患者有卵巢功能下降的风险：①双侧卵巢子宫内膜异位囊肿；②一侧子宫内膜异位囊肿手术后的对侧复发；③一侧卵巢切除后的对侧卵巢囊肿；④深部浸润型子宫内膜异位症等。对于这些患者，应鼓励其积极生育，适时采取辅助生殖技术（assisted reproductive technology，ART）。有配偶者建议尽快妊娠，推荐使用子宫内膜异位症生育指数（endometriosis fertility index，EFI）评分作为手术后妊娠方式选择的指导，并同时考虑患者的生育力及伴侣的精液检查结果，对于 EFI 评分 ≥ 5 分的患者，腹腔镜手术后可期待半年，给予自然妊娠的机会，如患者积极要求，也可以直接进行辅助生殖；对于 EFI 评分 < 5 分者，建议直接行 IVF-ET[23,25]。暂无伴侣者，可考虑实施生育力保存[9,34]。

2.2 子宫内膜异位症患者的长期管理

子宫内膜异位症的复发率高达 40%～50%，即使手术成功也并不代表治疗的终止，仍需进行长期管理和监测。为保护生殖功能和降低复发率，除了选择合适的手术时机，还应提高手术技巧，最大限度地应用药物治疗，以避免复发和重复施行手术。术中及术后应注意以下情况：①行卵巢子宫内膜异位症手术时，应进行卵巢囊肿切除术，而不是引流和电凝，术中应尽量减少对卵巢储备功能的影响（例如：解剖层次清晰，减少正常卵巢组织丢失；避免长时间大面积电凝卵巢床造成卵巢功能损伤等）；②子宫内膜异位症术后使用 LNG-IUS 系统（52 mg）或联合激素避孕药至少 18～24 个月，用于子宫内膜异位症相关痛经的二级预防；③对于术后暂无生育需求的子宫内膜异位症患者，建议提供长期激素治疗（例如：复方口服避孕药或孕激素）用于症状复发的二级预防 [23,25]。

如果患者已有前次卵巢手术史，除考虑卵巢储备功能减退的风险以外，还需认识到重复手术后的妊娠率较低，慎重考虑是否再次手术，应积极采取辅助生殖或者生育力保存措施 [23,25,35]。

子宫内膜异位症术后须对患者进行个体化管理。对年轻、未婚或者已婚暂无生育需求的患者，需要进行长期的药物维持治疗。根据病情采用 GnRH-a 治疗 6 个月后改用其他药物，或者术后直接长期应用孕激素（如地诺孕素）或复方口服避孕药，定期复查、随访直至有生育需求 [36]。长期药物管理可明显降低疾病的复发率，缓解疼痛，保护患者的生育能力 [36-37]。

③ 子宫内膜异位症患者女性生育力保存的适应证

3.1 女性生育力保存介入的时机

由于子宫内膜异位症疾病本身对卵巢功能的损害，而手术尤其是双侧卵巢子宫内膜异位囊肿剥除将进一步加剧卵巢功能的下降，因此，子宫内膜异位症患者进行生育力保存的时机是手术前（卵母细胞冷冻或胚胎冷冻）或者手术中实施（卵巢组织冷冻或 IVM）。

3.2 子宫内膜异位症患者实施女性生育力保存评估

持续存在的子宫内膜异位症会进一步降低患者的生育力和卵巢储备功能，因此，应根据患者年龄、生育需求、疾病程度、卵巢储备功能等，并结合患者意愿进行综合评估。

3.2.1 适宜人群的选择

子宫内膜异位症作为一种良性妇科疾病，尚无明确的生育力保存适用人群，应根据患者是否有生育需求、疾病范围和程度、卵巢储备功能等综合评估 [38]。

国内外指南和共识推荐 [25,39]：在严重的子宫内膜异位症患者中实施女性生育力保存尚需更多的证据。因此，子宫内膜异位症患者的女性生育力保存应在合并卵巢储备功能低下的双侧卵巢子宫内膜异位囊肿患者中实施，或在复发的子宫内膜异位症需手术治疗的患者中实施。

可根据患者疾病状况（例如双侧卵巢子宫内膜异位囊肿、子宫内膜异位症复发）、卵巢储备功能和生育需求，对患者是否有生育力保存适应证或妊娠禁忌证进行评估。推荐进行女性生育力保存的子宫内膜异位症患者初筛标准为：①双侧卵巢囊肿伴有卵巢储备功能下降；②病变广泛的深部浸润型子宫内膜异位症；③复发的子宫内膜异位囊肿；④高龄

（＞35岁）卵巢储备功能下降，近期无生育需求者。

3.2.2 评估方法

（1）治疗前卵巢储备功能的评估：

评估卵巢储备功能的指标有 AMH、基础 FSH、基础雌二醇（E2）、基础窦卵泡数（AFC），其他指标包括抑制素 B（inhibin B，INHB）、卵巢体积等，目前认为 AMH 和 AFC 是卵巢储备功能相关性最强的独立预测因素。具体内容参见第 1 章。

（2）治疗前子宫内膜异位症病情评估：

询问和记录子宫内膜异位症病史时长、主要症状、诊治经过和疗效，目前妇科检查情况，影像检查如妇科超声、MRI，以及肿瘤标记物等，作为评估病变程度和制订治疗方案的依据。有子宫内膜异位症手术史者，根据手术记录明确子宫内膜异位症分期和病灶范围。

（3）对子宫内膜异位症患者的生育情况和需求评估：

对于青少年和未婚的育龄妇女，通过药物和手术治疗保护生育能力，延缓疾病进展，降低复发风险；对于已婚妇女，鼓励积极备孕，必要时手术或辅助生殖治疗。

（4）子宫内膜异位症患者接受手术后的生育力评估：

子宫内膜异位症患者接受手术后的生育力评估采用 EFI 评分方法。年龄 ≤ 35 岁、EFI 评分 ≥ 5 分、有自然生育愿望者，可直接试孕，试孕期间可以采用克罗米芬、来曲唑、促性腺激素等促排卵药物，或者促排卵药物联合宫腔内人工授精（IUI）以提高妊娠率。研究表明，促排卵药物联合 IUI 可明显提高 ASRM 分期为 I 期和 II 期子宫内膜异位症患者的妊娠率和活产率，但是对 ASRM III 期、IV 期子宫内膜异位症患者的疗效尚不确定；若术后试孕 6 个月仍未妊娠，建议转为 IVF-ET。对于患者年龄 ＞ 35 岁、EFI 评分低于 5 分或 EFI ≥ 5 分但不愿试孕者，建议直接进行 IVF-ET[23,25]。

3.3　子宫内膜异位症患者实施女性生育力保存的风险

尽管目前认为玻璃化冷冻技术是一种安全的冷冻方法，但是，生殖细胞 / 组织或胚胎经过冷冻并长期储存在液氮中，存在配子、胚胎、组织的冻融损伤风险，有胚胎复苏失败的可能，还有复苏的卵母细胞受精及胚胎发育情况不佳的可能，以及卵巢组织冷冻复苏回移后的卵巢功能低下的可能 [39-40]。虽然绝大多数子宫内膜异位囊肿是良性病变，但是一旦确诊为恶变，存储的组织不建议使用 [23]。

4　子宫内膜异位症患者女性生育力保存的方法及建议

4.1　子宫内膜异位症患者实施女性生育力保存的方案选择

4.1.1　胚胎冷冻

参见第 1 章相关内容。

4.1.2　卵母细胞冷冻保存

参见第 1 章相关内容。

4.1.3　卵巢组织冷冻保存及移植

《生育力保存中国专家共识》指出 [39]，卵巢组织冻存适用于肿瘤患者、非肿瘤性疾病患者的生育力与卵巢内分泌功能的保护，重度和复发性子宫内膜异位症患者被纳入其中。卵巢组织冷冻需要手术取下卵巢组织，还需要再次将冷冻的卵巢组织移植回卵巢原位，目前仅个例应用在需要切除卵巢的 EMs 患者，术中获得卵巢皮质 [41-42]。更多内容参见第 1 章。

4.1.4 未成熟卵母细胞体外成熟（IVM）

参见第1章相关内容。

子宫内膜异位症患者治疗及助孕流程图见图4-1。

子宫内膜异位症患者生育力保存流程图见图4-2。

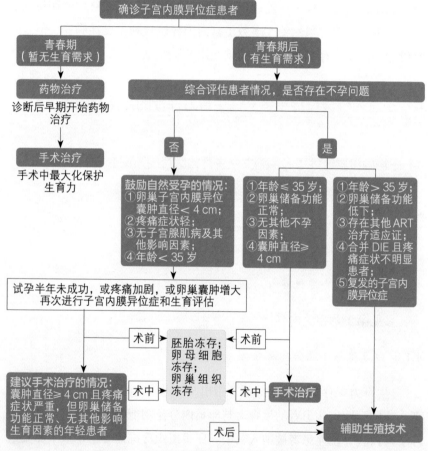

图4-1 子宫内膜异位症患者治疗及助孕流程图

子宫内膜异位症患者进行不孕评估时需包括以下内容：子宫内膜异位症的症状、类型、分期和既往治疗方式，卵巢储备功能评估，子宫输卵管情况以及男方精液情况等，也可采用EFI评分进行评估。手术后可以根据EFI评分积极备孕或进行辅助生殖技术治疗。

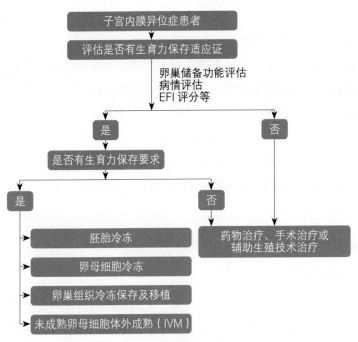

图 4-2 子宫内膜异位症患者生育力保存流程图

4.2 子宫内膜异位症患者实施女性生育力保存的妊娠建议

4.2.1 子宫内膜异位症患者实施女性生育力保存的妊娠时机选择

根据子宫内膜异位患者采取的生育力保存方式不同而有不同的选择。

（1）子宫内膜异位症是妇科慢性疾病，进行胚胎冷冻的子宫内膜异位症患者应在临床症状（疼痛、包块等）缓解、子宫环境尤其是腺肌症患者的子宫病灶得到控制以后，开始准备移植冷冻的胚胎。内膜准备可以采用人工周期或自然周期，对于有腺肌症患者建议 GnRH-a 处理缩小肿瘤体积后移植。

（2）对于进行了卵母细胞冷冻的患者，婚后在确定卵巢功能低下无法自然受孕的情况下，可通过解冻复苏冻存的卵母细胞，与其丈夫精子进行体外受精后进行胚胎培养、胚胎移植。

（3）对于冷冻卵巢组织的患者，首先需确定卵巢功能低下或衰竭，患者希望通过回移卵巢组织实现生殖内分泌功能恢复，继而实现自然妊娠或辅助生殖技术助孕的需求。

（4）对于进行腺肌症手术切除病灶者，应严格避孕2年再移植胚胎；对未进行手术切除的腺肌瘤患者，若腺肌瘤或子宫体积大，建议注射GnRH-a治疗3~6个月，待肿瘤缩小后再移植胚胎，或采用物理治疗缩小病灶后再行移植。

4.2.2 生育力保存患者妊娠策略的选择

（1）自然妊娠：

对手术或药物治疗后卵巢功能正常，无其他影响生育因素如男方因素、配子运输障碍，且希望自然妊娠的子宫内膜异位症患者，建议尝试自然试孕6个月，若有卵泡发育障碍，可采取促排卵治疗。若试孕6个月未孕或备孕期间子宫内膜异位症病情进展如囊肿长大、疼痛症状加剧等，建议及时采用辅助生殖技术。对于实施卵巢组织冷冻的患者，卵巢组织复苏后回移到原位或髂窝，成功回移的卵巢将具有分泌雌、孕激素的内分泌功能，甚至排卵，因此，患者有自然受孕的机会。

（2）辅助生殖技术妊娠：

实施胚胎或卵母细胞冻存的患者，可以直接解冻冻存的胚胎进行移植，或者冻存的卵母细胞通过体外受精后，将培养到卵裂期或囊胚期的胚胎移植，或者解冻复苏回移的卵巢组织进行COS、取卵、体外受精和胚胎移植。根据现有数据，35岁以下的不孕女性采用冻融胚胎移植的活产率约为38.7%，采用冻存卵母细胞的活产率约为34%，胚胎冻存时间不影响活产率。应用不孕症人群的数据作为参考，35岁以下每促排卵周期的妊娠率为46.8%，随着年龄增长妊娠率下降。当然冷冻胚胎解冻移植的活产率与冷冻胚胎的数量及质量也密切相关。目前卵母细胞玻璃化冻融后存活率为 80%～95%，胚胎移植周期平均临床妊娠率为 30%（10%～59%），累积活产率为 33%（6%～62%），且并不增加产科和围产期并发症的风险[43]。卵巢冷冻 - 移植后的妊娠率与卵巢储备功能密切相关，因此一般建议用于年龄不超过 35 岁的年轻女性，目前报道的卵巢组织移植妊娠率为 23%～31%[42]。

（编写组组长：黄　薇　成员：黄　薇　马彩虹　靳　镭　裴天骄　朱慧莉）

参考文献

[1] Saunders PTK, Horne AW. Endometriosis: Etiology, pathobiology, and therapeutic prospects[J]. Cell, 2021, 184(11): 2807–2824.

[2] Practice Committee of the American Society for Reproductive Medicine. Endometriosis and infertility: a committee opinion[J]. Fertil Steril, 2012, 98(3): 591–598.

[3] Olkowska-Truchanowicz J, Bocian K, Maksym RB, et al. CD4(+)CD25(+) FOXP3(+) regulatory T cells in peripheral blood and peritoneal fluid of patients with endometriosis[J]. Hum Reprod, 2013, 28(1): 119–124.

[4] Borrelli GM, Carvalho KI, Kallas EG, et al. Chemokines in the pathogenesis of endometriosis and infertility[J]. J Reprod Immunol, 2013, 98(1): 1–9.

[5] Ahn SH, Singh V, Tayade C. Biomarkers in endometriosis: challenges and opportunities[J]. Fertil Steril, 2017, 107(3): 523–532.

[6] Tanbo T, Fedorcsak P. Endometriosis-associated infertility: aspects of pathophysiological mechanisms and treatment options[J]. Acta Obstet Gynecol Scand, 2017, 96(6): 659–667.

[7] Sanchez AM, Vigano P, Somigliana E, et al. The distinguishing cellular and molecular features of the endometriotic ovarian cyst: from pathophysiology to the potential endometrioma-mediated damage to the ovary[J]. Hum Reprod Update, 2014, 20(2): 217–230.

[8] Sanchez AM, Papaleo E, Corti L, et al. Iron availability is increased in individual human ovarian follicles in close proximity to an endometrioma compared with distal ones[J]. Hum Reprod, 2014, 29(3): 577–583.

[9] Kitajima M, Defrere S, Dolmans MM, et al. Endometriomas as a possible cause of reduced ovarian reserve in women with endometriosis[J]. Fertil Steril, 2011, 96(3): 685–691.

[10] Muzii L, Di Tucci C, Di Feliciantonio M, et al. Antimullerian hormone is reduced in the presence of ovarian endometriomas: a systematic review and meta-analysis[J]. Fertil Steril, 2018, 110(5): 932–940.

[11] Simopoulou M, Rapani A, Grigoriadis S, et al. Getting to know endometriosis-related

infertility better: a review on how endometriosis affects oocyte quality and embryo devclopment[J]. Biomedicines, 2021, 9(3): 1–22.

[12] Robin C, Uk A, Decanter C, et al. Impact of endometriosis on oocyte morphology in IVF-ICSI: retrospective study of a cohort of more than 6000 mature oocytes[J]. Reprod Biol Endocrinol, 2021, 19(1): 1–12.

[13] Xu B, Guo N, Zhang XM, et al. Oocyte quality is decreased in women with minimal or mild endometriosis[J]. Sci Rep, 2015, 5: 1–8.

[14] Hauzman EE, Garcia-Velasco JA, Pellicer A. Oocyte donation and endometriosis: What are the lessons?[J]. Semin Reprod Med, 2013, 31: 173–177.

[15] Pellicer A, Oliveira N, Ruiz A, et al. Exploring the mechanism(s) of endometriosis-related infertility: an analysis of embryo development and implantation in assisted reproduction[J]. Hum Reprod, 1995, 10 (Suppl 2): 91–97.

[16] Llarena NC, Hur CE, Yao M, et al. The impact of endometriosis on embryo morphokinetics: embryos from endometriosis patients exhibit delayed cell cycle milestones and decreased blastulation rates[J]. J Assist Reprod Genet, 2022, 39(3): 619–628.

[17] May KE, Villar J, Kirtley S, et al. Endometrial alterations in endometriosis: a systematic review of putative biomarkers[J]. Hum Reprod Update, 2011, 17(5): 637–653.

[18] Aghajanova L, Velarde MC, Giudice LC. Altered gene expression profiling in endometrium: evidence for progesterone resistance[J]. Semin Reprod Med, 2010, 28(1): 51–58.

[19] Lessey BA, Lebovic DI, Taylor RN. Eutopic endometrium in women with endometriosis: ground zero for the study of implantation defects[J]. Semin Reprod Med, 2013, 31(2): 109–124.

[20] Prapas Y, Goudakou M, Matalliotakis I, et al. History of endometriosis may adversely affect the outcome in menopausal recipients of sibling oocytes[J]. Reprod Biomed Online, 2012, 25(5): 543–548.

[21] Zondervan KT, Becker CM, Missmer SA. Endometriosis[J]. N Engl J Med, 2020, 382: 1244–1256.

[22] Fritzer N, Haas D, Oppelt P, et al. More than just bad sex: sexual dysfunction and

distress in patients with endometriosis[J]. Eur J Obstet Gynecol Reprod Biol, 2013, 169(2): 392−396.

[23] 中国医师协会妇产科医师分会, 中华医学会妇产科学分会子宫内膜异位症协作组. 子宫内膜异位症诊治指南 (第 3 版)[J]. 中华妇产科杂志, 2021, 56(12): 812−824.

[24] Georgiou EX, Melo P, Baker PE, et al. Long-term GnRH agonist therapy before in vitro fertilisation(IVF) for improving fertility outcomes in women with endometriosis[J]. Cochrane Database Syst Rev, 2019(11): 1−56.

[25] Becker CM, Bokor A, Heikinheimo O, et al. ESHRE guideline: endometriosis[J]. Hum Reprod Open, 2022, 2022(2): 1−26.

[26] Bafort C, Beebeejaun Y, Tomassetti C, et al. Laparoscopic surgery for endometriosis[J]. Cochrane Database Syst Rev, 2020, 10(10): 1−85.

[27] Breteau P, Chanavaz-Lacheray I, Rubod C, et al. Pregnancy rates after surgical treatment of deep infiltrating endometriosis in infertile patients with at least 2 previous in vitro fertilization or intracytoplasmic sperm injection failures[J]. J Minim Invasive Gynecol, 2020, 27(5): 1148−1157.

[28] Younis JS, Shapso N, Fleming R, et al. Impact of unilateral versus bilateral ovarian endometriotic cystectomy on ovarian reserve: a systematic review and meta-analysis[J]. Hum Reprod Update, 2019, 25(3): 375−391.

[29] Bourdon M, Raad J, Dahan Y, et al. Endometriosis and ART: A prior history of surgery for OMA is associated with a poor ovarian response to hyperstimulation[J]. PLoS One, 2018, 13(8): 1−16.

[30] de Ziegler D, Pirtea P, Carbonnel M, et al. Assisted reproduction in endometriosis[J]. Best Pract Res Clin Endocrinol Metab, 2019, 33(1): 47−59.

[31] Muteshi CM, Ohuma EO, Child T, et al. The effect of endometriosis on live birth rate and other reproductive outcomes in ART cycles: a cohort study[J]. Hum Reprod Open, 2018, 2018(4): 1−7.

[32] Hamdan M, Dunselman G, Li TC, et al. The impact of endometrioma on IVF/ICSI outcomes: a systematic review and meta-analysis[J]. Hum Reprod Update, 2015, 21(6): 809−825.

[33] Nickkho-Amiry M, Savant R, Majumder K, et al. The effect of surgical management of endometrioma on the IVF/ICSI outcomes when compared with no treatment? A systematic review and meta-analysis[J]. Arch Gynecol Obstet, 2018, 297(4): 1043–1057.

[34] 黄薇, 冷金花, 裴天骄, 等. 子宫内膜异位症患者生育力保护的中国专家共识 (2022 版)[J]. 中华妇产科杂志, 2022, 57(10): 733–739.

[35] Vercellini P, Somigliana E, Viganò P, et al. The effect of second-line surgery on reproductive performance of women with recurrent endometriosis: a systematic review[J]. Acta Obstet Gynecol Scand, 2009, 88(10): 1074–1082.

[36] 中国医师协会妇产科医师分会子宫内膜异位症专业委员会, 中华医学会妇产科学分会子宫内膜异位症协作组. 子宫内膜异位症长期管理中国专家共识 [J]. 中华妇产科杂志, 2018, 53(12): 836–841.

[37] Wattanayingcharoenchai R, Rattanasiri S, Charakorn C, et al. Postoperative hormonal treatment for prevention of endometrioma recurrence after ovarian cystectomy: a systematic review and network meta-analysis[J]. BJOG, 2021, 128(1): 25–35.

[38] Somigliana E, Viganò P, Filippi F, et al. Fertility preservation in women with endometriosis: for all, for some, for none?[J]. Hum Reprod, 2015, 30: 1280–1286.

[39] 中华医学会生殖医学分会. 生育力保存中国专家共识 [J]. 生殖医学杂志, 2021, 30(9): 1129–1134.

[40] ESHRE Guideline Group on Female Fertility Preservation, Anderson RA, Amant F, et al. ESHRE guideline: female fertility preservation[J]. Hum Reprod Open, 2020, 2020(4): 1–17.

[41] 国际妇科内分泌学会中国妇科内分泌学分会及共识专家. 卵巢组织冻存与移植中国专家共识 [J]. 中国临床医生杂志, 2018, 46(4): 496–500.

[42] Harzif AK, Pratama G, Maidarti M, et al. Ovarian cortex freezing as a method of fertility preservation in endometriosis: a case report[J]. Ann Med Surg(Lond), 2020, 74: 1–6.

[43] Cobo A, Giles J, Paolelli S, et al. Oocyte vitrification for fertility preservation in women with endometriosis: an observational study[J]. Fertil Steril, 2020, 113(4): 836–844.

第 5 章

妇科恶性肿瘤专科管理

近年来，妇科恶性肿瘤年轻化的趋势愈加明显，且随着医疗技术的不断完善，妇科恶性肿瘤患者生存期延长，对生育的需求也大大增加。然而，妇科恶性肿瘤疾病本身的影响和肿瘤治疗措施中的手术切除、放疗及化疗等均可能会造成生育能力不可逆转的损伤及衰竭。因此，在努力延长生存期的同时，还要高度重视妇科恶性肿瘤患者生育力的保护及保存，以此提高患者的生活质量。本书从临床实践需求出发，针对好发于年轻女性且有致生育力下降高风险的妇科恶性肿瘤，提出生育力保存的标准化门诊实践路径。

① 妇科恶性肿瘤患者保留生育功能手术的适应证与方法

1.1 宫颈癌患者保留生育功能手术的适应证与方法

根据国内外指南和共识，宫颈癌患者保留生育功能主要适用于：①年龄 ≤ 45 岁；②病理类型为鳞癌、腺癌和腺鳞癌；③肿瘤直径 < 2 cm；④按照国际妇产科联合会（International Federation of Gynecology and Obstetrics，FIGO）分期，处于 Ⅰ A1 ~ Ⅰ B2 期，且无淋巴结转移[1,2]。不推荐用于神经内分泌癌、胃型腺癌等特殊类型宫颈癌，以及淋巴结转移、影像学提示病灶上缘距宫颈内口 ≥ 1 cm 的患者[1,2]。

宫颈癌患者生育力保存手术治疗方式包括广泛宫颈切除术、单纯宫颈切除术、宫颈锥切术。根据 FIGO 分期不同，采用的术式不同。

（1）ⅠA1 期、无淋巴血管间隙浸润（lymph-vascular space invasion，LVSI），推荐宫颈锥切术，至少达到 3 mm 以上阴性切缘。

（2）ⅠA1 期伴 LVSI 和ⅠA2 期，首选根治性宫颈切除术 + 盆腔淋巴结切除术；次选子宫颈锥切术 + 盆腔淋巴结切除术，锥切至少达到 3 mm 以上阴性切缘。

（3）ⅠB1 期，推荐腹式或阴式根治性宫颈切除术 + 盆腔淋巴结切除术，在保证无瘤原则的前提下，也可选腹腔镜、机器人根治性宫颈切除术（阴性切缘 5~8 mm）。

（4）部分严格选择的ⅠB2 期，推荐开腹根治性宫颈切除术 + 盆腔淋巴结切除术 ± 腹主动脉旁淋巴结切除术（阴性切缘 8~10 mm）。

1.2 卵巢癌患者保留生育功能手术的适应证与方法

适合进行生育力保存的早期卵巢癌包括卵巢上皮性癌、卵巢恶性生殖细胞肿瘤和卵巢性索间质肿瘤[3]。行生育力保存手术是为了在保证肿瘤治疗效果的前提下，保存患者的正常卵巢和子宫，保留生殖内分泌和生育功能[3]。适应证主要取决于患者的年龄、生育需求、生育计划、肿瘤组织学类型、病理分级、FIGO 分期等[4-6]。

1.2.1 卵巢上皮性癌

对卵巢上皮性癌患者行生育力保存手术的适应证为[3,6]：①年龄 < 40 岁，渴望生育，不存在其他不孕因素，无妊娠禁忌证；②有严格的随诊条件；③患者对生育力保存手术带来的肿瘤复发风险充分知情；④病理提示病变仅限于一侧卵巢，子宫和对侧卵巢无异常；⑤ⅠA 期低级别浆液性癌、黏液性癌、高级别浆液性癌、透明细胞癌、子宫内膜样癌；⑥ⅠC 期（单侧）低级别浆液性癌、ⅠC1~2 期（单侧）G1/2

黏液性癌、ⅠC 期（单侧）G1/2 子宫内膜样癌；⑦卵巢子宫内膜样癌和卵巢透明细胞癌患者，应排除子宫内膜病变。

卵巢上皮性癌生育力保存手术方式 [3]：切除患侧附件和肿瘤，保留子宫和对侧附件；高级别浆液性癌、黏液性癌和透明细胞癌患者，推荐对侧卵巢活检术；其余类型卵巢上皮性癌，若对侧卵巢外观无异常，可不活检；盆腔和（或）腹主动脉旁淋巴结切除；盆腔冲洗液细胞学检查、可疑或粘连部位腹膜多点活检、大网膜活检或切除等全面分期手术。

1.2.2　交界性肿瘤

对卵巢交界性肿瘤（borderline ovarian tumor，BOT）患者行生育力保存手术的适应证为 [7-8]：有生育需求的Ⅰ期卵巢交界性肿瘤患者，均可行保留生育功能的手术。期别较晚的卵巢交界性肿瘤患者，若对侧卵巢和子宫未受累，无肿瘤的外生型乳头结构及浸润性种植，可考虑行保留生育功能治疗。所有的年轻 BOT 患者在进行治疗前都应接受详尽的肿瘤生育咨询，在行保留生育功能手术前应权衡利弊，与患者充分沟通协商后做出临床决策。

卵巢交界性肿瘤患者生育力保存手术方式：若肿瘤局限于一侧，可选择行保留生育功能的手术，至少保留一侧附件和子宫，首选单侧附件切除术 [9-11]。应仔细检查对侧卵巢，外观无异常者不推荐行活检或部分切除，因为有可能会导致不必要的卵巢储备功能降低和腹膜粘连的损害 [12-13]。若肿瘤为双侧性或患者曾行一侧附件切除术，仅余患侧附件者，首先考虑卵巢肿瘤切除术。双侧卵巢巨大肿瘤若保留卵巢困难，但患者有强烈的生育需求，可选择保留子宫，术后通过辅助生殖技术助孕 [14-15]。

1.2.3　卵巢恶性生殖细胞肿瘤

对于年轻有生育需求的卵巢恶性生殖细胞肿瘤患者，无论期别早晚，只要对侧卵巢和子宫没有肿瘤累及，均可行保留生育功能手术 [3,6]。具体适应证包括 [3]：①年龄＜ 40 岁，不存在其他不孕因素，无妊娠禁忌证；②有严格的随诊条件；③患者对生育力保存手术带来的肿瘤复发风险充分知情。

手术方式基本同卵巢上皮性癌，依据单侧或双侧卵巢受累来选择生育力保存的手术方式，但可以不常规行淋巴结切除术 [3]：①单侧卵巢受累者，进行患侧附件切除术；②双侧卵巢受累者，可保留一侧或双侧正常卵巢组织（保留子宫），其余同保留生育功能的全面分期手术；③除无性细胞瘤外，不建议对外观正常的一侧卵巢进行活检；④儿童、青春期和年轻成人（≤ 25 岁）卵巢恶性生殖细胞肿瘤患者不需要切除淋巴结，仅需大网膜活检；⑤完成生育后不需要接受根治性手术。

1.2.4 卵巢性索间质肿瘤

卵巢性索间质肿瘤为低度恶性肿瘤，颗粒细胞瘤和支持间质细胞瘤是卵巢性索间质肿瘤中较常见的病理类型 [3]。卵巢性索间质肿瘤患者行生育力保存手术的适应证是 [3,6]：①年龄＜ 40 岁，渴望生育，不存在其他不孕因素，无妊娠禁忌证；②有严格的随诊条件；③患者对生育力保存手术带来的肿瘤复发风险充分知情；④ FIGO 分期为 I 期。

卵巢性索间质肿瘤患者进行生育力保存手术方式 [3]：①单侧卵巢受累者行患侧附件切除术；②双侧卵巢受累者，可保留一侧或双侧正常卵巢组织（保留子宫），并进行保留生育功能的全面分期手术，可不切除淋巴结；③成人型颗粒细胞瘤患者，对侧卵巢外观正常时，无须活检；④合并高危因素（低分化、网状结构或异源成分）的支持间质细胞瘤，建议对外观正常的卵巢进行活检；⑤颗粒细胞瘤和分泌雌激素的支持间质细胞瘤，应注意排除子宫内膜病变；⑥完成生育后可考虑接受根治性手术。

1.3 子宫内膜癌患者保留生育功能治疗的适应证与方法

根据国内外指南和共识，保留生育功能只适用于子宫内膜样腺癌，子宫内膜浆液性癌、透明细胞癌、癌肉瘤和子宫肉瘤不能保留生育功能[16,17]。子宫内膜癌患者生育力保存的适应证如下[16-17]：①年龄 ≤ 40 岁，最大不超过 45 岁，渴望生育，不存在其他不孕因素，无药物治疗和妊娠禁忌证；②组织病理类型为子宫内膜样腺癌，G1 ~ G2 级；③MRI 检查（首选）或经阴道超声检查证实肿瘤病灶局限于子宫内膜，或浅肌层浸润，无宫颈和淋巴结转移病灶；④孕激素受体阳性；⑤无孕激素或其他药物治疗禁忌证，无妊娠禁忌证；⑥签署知情同意书，并有较好的随访条件。

1.3.1 子宫内膜癌患者生育力保存方案

子宫内膜癌患者进行生育力保存的主要方式是药物治疗，应用高效孕激素是标准治疗方案。醋酸甲地孕酮和醋酸甲羟孕酮是最常用的高效孕激素[18]。近年来左炔诺孕酮宫内缓释系统局部用药也逐渐被推荐使用[19]。除孕激素外，其他方案均为小样本病例报道，建议仅用于孕激素耐药 / 无效或不适合采用孕激素治疗的患者。对于不能耐受大剂量孕激素的患者，可以考虑应用 GnRH-a 联合左炔诺孕酮宫内缓释系统以减少患者对于大剂量孕激素的不良反应；若患者存在胰岛素抵抗，还可以联合应用胰岛素增敏剂辅助治疗。

目前子宫内膜癌患者应用于生育力保存的药物种类、作用机制、用法用量及不良反应详见表 5-1。

需注意子宫内膜癌患者通常有肥胖、糖尿病、脂肪肝等合并症，应根据患者情况个体化选择不良反应最少、疗效可能最好的治疗方案。在行生育力保存的同时，应同步进行合并症的治疗。

表 5-1　子宫内膜癌的保守治疗药物应用 [20-22]

应用选择性	药物类别	作用机制	常用药物	用法	不良反应/缺点
首选	孕激素	拮抗子宫内膜中雌激素驱动的生长和癌变	醋酸甲地孕酮、醋酸甲羟孕酮	单独或与宫腔镜手术联合，或使用释放孕激素的宫内避孕器	血栓形成、糖脂代谢异常和肝功能受损，且复发风险高
个体化选择辅助药物	选择性雌激素受体调节剂	上调孕激素受体表达水平，增加细胞基质中孕激素受体的数量，还可以诱导低孕激素受体子宫内膜癌患者合成孕激素受体，使患者对孕激素敏感性增强	他莫昔芬	联合孕激素治疗克服单独持续使用孕激素治疗子宫内膜癌造成的子宫内膜孕激素受体敏感性下调	血栓形成
	促性腺激素释放激素激动剂	中枢性抑制下丘脑－垂体－卵巢轴，降低内源性雌激素水平，减小化疗药物对生长期卵泡的损伤	亮丙瑞林、曲普瑞林	二线治疗或联合治疗	低雌激素水平引起的不良反应，如潮热、情绪波动、睡眠质量差等
	胰岛素增敏剂	促进孕激素受体的表达，增强孕激素抑制子宫内膜癌细胞增殖的作用	二甲双胍	作为辅助治疗	恶心、呕吐等胃肠道症状

1.3.2 子宫内膜癌患者生育力保存方案的疗效评估 [23-24]

（1）治疗期间应每 3 个月进行一次评估。若治疗 6 个月仍有癌灶，需行影像学检查（包括超声、MRI 及 CT）及宫腔镜检查。影像学检查首选 MRI，行宫腔镜检查在镜下获取子宫内膜组织进行病理活检。以此病理结果为主要依据，结合影像学检查结果进行疗效评估。评估后如果排除肌层浸润、淋巴结和卵巢转移，才能继续药物治疗。

（2）评估结果可分为 5 级 [25-27]：①完全缓解（complete response，CR）；②部分缓解；③疾病稳定或无变化：病理学检查结果与治疗前相同，影像学检查未见胸、腹、盆腔内存在肿瘤的证据；④疾病进展：子宫内膜不典型增生患者发现子宫内膜癌病理学证据，子宫内膜癌患者的病理学分级由治疗前的 G1 升至 G2 或 G3，或影像学检查显示子宫肌层浸润、子宫外病变，或远处转移，或淋巴结转移；⑤疾病复发：已经证实为 CR 的患者再次出现治疗前或重于治疗前的病理改变。

（3）评估后如发现以下情况应停药：①有确切证据证实有子宫肌层浸润或子宫外病变，即疾病进展；②患者不再要求保留生育功能；③疗效评估已达完全缓解（视具体情况停止治疗或巩固治疗 1 个疗程）；④出现严重不良反应无法继续治疗；⑤ NCCN 指南建议，若治疗后子宫内膜癌持续存在 6 ~ 12 个月仍未能达到 CR，则停止服药并行子宫内膜癌全面确定分期手术，激素治疗的观察期最长不超过 12 个月 [16]。

② 放射性治疗中女性生育力保存

2.1 放射性治疗对女性生育力的损伤

放射性治疗对卵巢功能损伤的程度与放射野大小、放射总剂量、分割放射时间和年龄密切相关。卵巢对于放疗极敏感，2 Gy 单次照射剂量可使 50% 的原始卵泡受到损害 [28-30]。2.5 ~ 5.0 Gy 照射剂量可使早发性卵巢功能不全（POI）风险增加 60%[31]。

全身、腹部或盆腔放射治疗还会造成子宫血管损伤、子宫肌肉组织弹性降低、子宫内膜功能不全等，盆腔放射治疗中，青春期前患者子宫受到直接辐射剂量超过 25 Gy，成年患者子宫受辐射剂量超过 45 Gy，就可能造成子宫功能不可逆转的损害，不建议这些患者再生育[32-34]。

2.2 放射性治疗中女性生育力保存方法

放射性治疗前采用卵巢移位术和性腺屏蔽的方法可以保护卵巢功能。宫颈癌、盆腔原发肿瘤及转移性肿瘤等放疗前，通过腹腔镜或开腹手术将卵巢移出放疗照射区域，可将卵巢承受的放疗剂量减少90%~95%，以最大限度地减少放射线对卵巢组织的不可逆性损伤作用[35-36]。处于生育年龄的卵巢生殖细胞肿瘤、宫颈癌等妇科肿瘤患者是卵巢移位术的适应证人群[37,38]。

此外，在放疗开始前视患者情况选择进行胚胎冻存、卵母细胞或卵巢组织冷冻保存，或未成熟卵母细胞体外成熟，均是有效的生育力保存方式。

③ 化学治疗中女性生育力保存

3.1 化学治疗对女性生育力的损伤

妇科恶性肿瘤患者常用化疗方案包括紫杉醇、顺铂、卡铂、环磷酰胺、依托泊苷、吉西他滨及多柔比星等药物。化疗可对各个年龄阶段的女性肿瘤患者生育力造成影响，对生殖腺的毒性作用主要取决于药物种类（详见第1章附录3）、剂量、疗程和患者年龄。化疗后引起卵巢功能损伤，表现为促性腺激素水平升高，抗米勒管激素水平降低，基础卵泡数降低，月经改变，出现围绝经期症状，以及生育力下降等。最常见的症状为闭经，化疗药物破坏成熟卵泡而引起的闭经通常为可逆性，当全部原始卵泡被破坏时会引起持续闭经或卵巢早衰。化疗后若闭经持续时间达1年以上，卵巢功能大多不能恢复[39]。

3.2 化学治疗中女性生育力保存方法

对于有生育需求的女性化疗患者，在肿瘤开始治疗前即应根据化疗方案、年龄、卵巢功能等状况制订个体化的生育力保护方案。目前常用的方法有：①冷冻技术，包括卵巢组织、卵母细胞、胚胎冷冻技术，以及其他相关的辅助生殖技术，详见第 1 章；②化疗期间的药物保护常选用 GnRH-a。虽然一些随机试验已经阐明 GnRH-a 对化疗患者的卵巢功能有保护作用，2020 年 ESMO 指南也推荐至少在化疗前 1 周开始给予 GnRH-a 能保护化疗对卵泡的毒性损害作用和降低化疗引起的卵巢储备功能不足的风险，但其在妇科恶性肿瘤患者中的保护作用尚需进一步的循证医学数据支持[40-44]。

4 妇科恶性肿瘤患者实施女性生育力保存中辅助生殖技术的应用

4.1 胚胎冷冻保存和卵母细胞冷冻保存

在实施胚胎冷冻保存和卵母细胞冷冻保存前需要控制性卵巢刺激和取卵。关于促排卵方案的选择，建议遵循以下原则：妇科恶性肿瘤患者进行生育力保存时，选择非降调节的促排卵方案可以显著缩短获得卵母细胞或胚胎的时间，还可以降低发生严重卵巢过度刺激综合征的风险，避免推迟计划性肿瘤治疗。对于激素依赖性肿瘤（如子宫内膜癌），促排卵可能会对肿瘤病变造成刺激，可考虑执行弱刺激方案。对雌激素依赖的肿瘤可选择芳香化酶抑制剂，其主要优点是雌二醇的峰值水平低于传统方案，更接近自然周期观察到的水平，如使用来曲唑促排卵[45-47]。研究也表明子宫内膜癌采用长方案较微刺激方案结局好[48-50]。

对于卵巢交界性肿瘤有组织学高危因素（微乳头型、间质浸润、腹膜种植和黏液性肿瘤伴上皮内癌）的患者，或者无组织学高危因素但出现复发的患者，可在肿瘤和生殖医生讨论下选择合适的辅助生殖方法进行助孕；对于有组织学高危因素并出现复发的患者，应慎重或不建议行促排卵助孕[51]。

4.2 卵巢组织冷冻保存及移植

妇科恶性肿瘤患者必须排除卵巢恶性肿瘤或卵巢转移风险再考虑卵巢组织冷冻保存。卵巢组织再移植的风险与妇科原发肿瘤的种类和病情密切相关。卵巢癌患者不适合冻存卵巢组织，因为卵巢组织内含有恶性肿瘤细胞风险较高。其他类型的妇科肿瘤在进行卵巢组织取材术中需常规进行病理检查，以协助判断卵巢是否有肿瘤细胞转移。

4.3 未成熟卵母细胞体外成熟（IVM）

获取卵母细胞的途径有：

（1）早期方法是采用经阴道卵泡抽吸法收集，这种方法收集的COCs来源于较大的卵泡且更成熟。

（2）新方法包括腹腔镜/开腹时从卵巢或对侧卵巢原位抽吸卵泡，以及在卵巢皮质冻存时从切除的卵巢组织或处理卵巢组织后的培养液中抽吸体外卵泡。这种方法收集的COCs来自小窦卵泡，成熟度略低，但可以增加获取的未成熟卵母细胞数[52-53]。

详见第1章。

⑤ 妇科恶性肿瘤患者实施女性生育力保存的妊娠建议

5.1 妇科恶性肿瘤患者实施女性生育力保存的妊娠时机选择

妇科恶性肿瘤患者实施生育力保存后应系统评估患者情况（如输卵

管、卵巢储备功能等），根据个体情况积极选择辅助生殖方式妊娠。对于卵巢交界性肿瘤患者，经生育力保存手术后，如果无须进行化疗且月经恢复，可以考虑积极妊娠。一些经生育力保存手术后需辅助性化疗的高危患者，化疗结束后妊娠的时间需个体化评估，通常建议 6 ~ 12 个月后再行妊娠。

5.2 妇科恶性肿瘤患者实施女性生育力保存的妊娠策略选择

考虑肿瘤治疗对生育力的影响，妇科恶性肿瘤患者实施女性生育力保存后的妊娠方式包括自然妊娠和辅助生殖妊娠 [54]。

（1）自然妊娠：

仅接受生育力保存手术且无须化疗的患者，月经恢复后可考虑自然妊娠。手术后经辅助性化疗的患者妊娠时机尚未定论，为排除化疗对生殖细胞的影响，通常建议结束化疗 6 个月以后考虑妊娠。化疗中应用 GnRH-a 药物进行卵巢保护的患者可在停止治疗 3 个月后接受生育力评估和追踪，尝试自然妊娠。接受卵巢组织冷冻的患者应根据卵巢组织回移的相关指南，在妇科肿瘤、内分泌、生殖专家的指导下，选择合适的回移时机。若进行原位移植，则有机会尝试自然妊娠，卵巢组织回移后恢复内分泌功能所需的时间在 6 周至 9 个月不等，卵巢功能维持时间平均为 4 ~ 5 年 [55]。上述两种情况下，若尝试期 > 6 个月未能妊娠，建议在辅助生殖技术的帮助下妊娠。

（2）辅助生殖技术妊娠：

妇科恶性肿瘤患者进行生育力保存后，因可能经历手术、使用大剂量促排卵药物、反复穿刺卵巢取卵等操作，有增加近期或远期卵巢肿瘤复发风险的可能，故在积极尝试自然妊娠未能成功后，有必要评估患者情况并早期应用辅助生殖技术进行妊娠 [56]。针对携带 *BRCA1/2* 突变的遗传性乳腺癌 – 卵巢癌综合征患者，以及携带 DNA 错配修复基因胚系突变的林奇综合征患者，可以进行早期基因检测识别并采取针对性的管理方案。目前，在辅助生殖技术的基础上，可采用胚胎植入前遗传学检测技术，有效地筛选胚胎，从而避免遗传学缺陷向子代的传递，真正实现孕前优生[57-60]。

5.3 妇科恶性肿瘤患者实施女性生育力保存后肿瘤复发风险监测

考虑生育问题的同时要进行疾病监测以排除肿瘤复发的情况。

妇科恶性肿瘤手术后患者应该长期随访和监测。一般在治疗后第1年，每3个月随访1次；第2年后每4~6个月随访1次；第5年后每年随访1次。患者妊娠成功后也有肿瘤复发的病例报道，故更需要持续随访[61]。

妊娠对保守治疗的子宫内膜癌可以起到减少复发的作用。但妊娠结束后，患者大多会出现月经不调，类似治疗前的状况，需要严密监测，必要时应用避孕药、孕激素、放置释放孕激素的宫内节育器等。一般建议患者切除子宫，特别是无再生育需求的患者。

辅助生殖治疗是否影响卵巢癌治疗后患者的远期预后目前亦无定论。对于激素依赖性卵巢肿瘤，助孕促排卵治疗情况仅见个案报道，虽未明确提出促排卵风险，但应用前需与患者做好沟通并充分告知患者相应风险，制订个体化诊治方案；应用过程中需高度警惕肿瘤复发，可以通过监测临床症状的变化（如盆腔痛、体重减轻）、生化指标的异常（如癌胚抗原 CA-125 和甲胎蛋白的升高）以及影像学的变化来及时发现肿瘤复发的征象。

5.4 妇科恶性肿瘤患者实施女性生育力保存生育后的安全性

行保守性手术的卵巢交界性肿瘤患者，在患者完成生育后，建议行全子宫切除术和双附件切除术[62-63]。

子宫内膜癌患者在保留生育力治疗前需要进行生育咨询，部分病例应进行遗传咨询和相关因素检测，完成生育后或者子宫内膜活检示病灶进展时，应切除子宫及附件[64]。

宫颈癌患者完成计划生育后是否进行子宫切除尚无明确的结论[65-66]。

5.5 妇科恶性肿瘤患者实施女性生育力保存需关注的问题

（1）保留生育功能的指征在规范化的同时需要个体化处理，如卵巢上皮性癌，G3 或者透明细胞癌不建议保留生育功能，但临床上有应用案例；Ⅰ C 期，虽然指南明确可以保留生育功能，但仍然有一定风险。转移性交界性肿瘤和生殖细胞肿瘤，保留生育功能的风险也是需要重视的问题。

（2）保留生育功能手术方式：如宫颈癌可选择宫颈冷刀锥切术、单纯宫颈切除术、广泛宫颈切除术、化疗后手术等，个体化很重要。需要更多的临床研究数据支撑。

（3）助孕治疗中促排卵风险一直未有定论，但对激素依赖性肿瘤需要引起重视，特别是子宫内膜癌患者的促排卵，一定要弱刺激、对抗内膜处理等。

（4）胚胎冷冻、卵母细胞冷冻、未成熟卵处理、卵巢组织冷冻和移植等，各有优缺点，原则是采取对患者相对安全性高并且成功率最大、创伤相对最小的方案，而不是追求最高精尖技术。同时应兼顾肿瘤复发和暴露风险问题。

（5）关于完成生育后是否要切除卵巢和子宫的问题，因为缺乏循证医学证据，目前尚无定论。一般子宫内膜癌更多建议切除，特别是仍然月经不规律的患者；卵巢癌争议较多，但至少需要严密监测，发现问题积极处理；宫颈癌患者完成生育后严密监测过程中持续高危 HPV 感染也是一个要积极处理的问题。

（编写组组长：郭红燕　成员：郭红燕　李　文　卢美松　高　妍）

参考文献

[1] NCCN Clinical Practice Guidelines in Oncology: Cervical Cancer(Version 1. 2024)[EB/OL]. [2024–01–08]. https://www.nccn.org/guidelines/guidelines-detail?category=1&id=1426.

[2] 中国抗癌协会妇科肿瘤专业委员会. 早期子宫颈癌保留生育功能中国专家共识[J]. 中国实用妇科与产科杂志, 2022, 38(6): 634–641.

[3] 孙丹, 范江涛, 张师前, 等. 卵巢恶性肿瘤保留生育功能的中国专家共识 (2022 年版)[J]. 中国实用妇科与产科杂志, 2022, 38(7): 705–713.

[4] Ray-Coquard I, Morice P, Lorusso D, et al. Non-epithelial ovarian cancer:ESMO clinical practice guidelines for diagnosis, treatment and follow-up[J]. Ann Oncol, 2018, 29(Suppl 4): iv1–iv18.

[5] Shah JS. Factors influencing fertility-sparing treatment for gynecologic malignancies: A survey of Society of Gynecologic Oncology members[J]. Gynecol Oncol, 2017, 147(3): 497–502.

[6] NCCN Clinical Practice Guidelines in Oncology: Ovarian Cancer/Fallopian Tube Cancer/Primary Peritoneal Cancer(Version 1. 2023)[EB/OL]. [2024–01–08]. https://www.nccn.org/guidelines/guidelines-detail?category=1&id=1453.

[7] Zanetta G, Rota S, Chiari S, et al. Behavior of borderline tumors with particular interest to persistence, recurrence, and progression to invasive carcinoma:a prospective study[J]. J Clin Oncol, 2001, 19(10): 2658–2664.

[8] Uzan C, Kane A, Rey A, et al. Outcomes after conservative treatment of advanced-stage serous borderline tumors of the ovary[J]. Ann Oncol, 2010, 21(1): 55–60.

[9] Uzan C, Nikpayam M, Ribassin-Majed L, et al. Influence of histological subtypes on the risk of an invasive recurrence in a large series of stage I borderline ovarian tumor including 191 conservative treatment[J]. Ann Oncol, 2014, 25(7): 1312–1319.

[10] Tsai HW, Ko CC, Yeh CC, et al. Unilateral salpingo-oophorectomy as fertility-sparing surgery for borderline ovarian tumors[J]. J Chin Med Assoc, 2011, 74(6): 250–254.

[11] Vasconcelos I, de Sousa Mendes M. Conservative surgery in ovarian borderline

tumours:a meta-analysis with emphasis on recurrence risk[J]. Eur J Cancer, 2015, 51(5): 620–631.

[12] Weinstein D, Polishuk WZ. The role of wedge resection of the ovary as a cause for mechanical sterility[J]. Surg Gynecol Obstet, 1975, 141(3): 417–418.

[13] Morice P, Camatte S, El Hassan J, et al. Clinical outcomes and fertility after conservative treatment of ovarian borderline tumors[J]. Fertil Steril, 2001, 75(1): 92–96.

[14] 张少娣, 张平, 路锦, 等. 7 例交界性卵巢肿瘤术后患者体外受精 – 胚胎移植治疗及结局 [J]. 生殖医学杂志, 2014, 23(4): 323–325.

[15] Kurman RJ, Trimble CL. The behavior of serous tumors of low malignant potential:are they ever malignant?[J]. Int J Gynecol Pathol, 1993, 12(2): 120–127.

[16] Abu-Rustum N, Yashar C, Arend R, et al. Uterine Neoplasms, Version 1. 2023, NCCN Clinical Practice Guidelines in Oncology[J]. J Natl Compr Canc Netw, 2023, 21(2): 181-209.

[17] 子宫内膜癌保留生育功能多学科诊疗中国专家共识编写组. 子宫内膜癌保留生育功能多学科诊疗中国专家共识 [J]. 中华生殖与避孕杂志, 2023, 43(4): 346–356.

[18] Kalogiannidis I, Agorastos T. Conservative management of young patients with endometrial highly-differentiated adenocarcinoma[J]. J Obstet Gynaecol, 2011, 31(1): 13–17.

[19] Montz FJ, Bristow RE, Bovicelli A, et al. Intrauterine progesterone treatment of early endometrial cancer[J]. Am J Obstet Gynecol, 2002, 186(4): 651–657.

[20] 陈晓军, 罗雪珍. 早期子宫内膜癌保留生育力选择与实施 [J]. 中国实用妇科与产科杂志, 2019, 35(6): 618–623.

[21] 潘凌亚, 陈佳钰. 早期子宫内膜癌生育力保护的治疗和长期管理 [J]. 中国实用妇科与产科杂志, 2022, 38(11): 1068–1074.

[22] 程傲霜, 林仲秋. 女性恶性肿瘤患者生育力的保护与保存 [J]. 中国实用妇科与产科杂志, 2022, 38(6): 604–609.

[23] 白瑜, 靳松, 杨业洲. 子宫内膜非典型增生及早期子宫内膜癌生育力保留与生育实现策略 [J]. 中国计划生育和妇产科, 2020, 12(10): 25–28, 33.

[24] 陈晓军, 罗雪珍. 早期子宫内膜癌保留生育力选择与实施 [J]. 中国实用妇科与产科杂志, 2019, 35(6): 618–623.

[25] 周蓉, 鹿群, 刘国莉, 等. 早期子宫内膜癌保留生育功能治疗专家共识 [J]. 中国妇产科临床杂志, 2019, 20(4): 369–373.

[26] Alexandros RA, Ioannis I, Morice P, et al. European Society of Gynecological Oncology task force for fertility preservation clinical recommendations for fertility-sparing management in young endometrial cancer patients[J]. Int J Gynecol Cancer, 2015, 25(7): 1258–1265.

[27] 陈晓军, 杨佳欣, 王华英, 等. 子宫内膜非典型增生和早期子宫内膜样癌的保留生育功能治疗及评估的建议 [J]. 中华妇产科杂志, 2019, 54(2): 80–86.

[28] Sklar CA, Mertens AC, Mitby P, et al. Premature menopause in survivors of childhood cancer:a report from the childhood cancer survivor study[J]. J Natl Cancer Inst, 2006, 98(13): 890–896.

[29] Wallace WH, Thomson AB, Kelsey TW. The radiosensitivity of the human oocyte[J]. Hum Reprod, 2003, 18(1): 117–121.

[30] Adriaens I, Smitz J, Jacquet P. The current knowledge on radiosensitivity of ovarian follicle development stages[J]. Hum Reprod Update, 2009, 15(3): 359–377.

[31] Fertility Preservation Committee of Chinese Maternal and Child Association. Chinese expert consensus on clinical practice of female fertility preservation[J]. Chin J Reprod Contracep, 2021, 41(5): 383–391.

[32] Roni TF, Beverley JV, Gareth CW. The effects of chemotherapy and radiotherapy on fertility in premenopausal women[J]. Obstet Gynecol Surv, 2011, 66(4): 248–254.

[33] Pirus G, Volker B, Christhardt K, et al. Modern radiation therapy and potential fertility preservation strategies in patients with cervical cancer undergoing chemoradiation[J]. Radiat Oncol, 2015, 10: 1–6.

[34] Nalini Mahajan. Fertility preservation in female cancer patients: An overview[J]. J Hum Reprod Sci, 2015, 8(1): 3–13.

[35] Federica T, Gian PS, Pierluigi B, et al. Ovarian function, reproduction and strategies for fertility preservation after breast cancer[J]. Crit Rev Oncol Hematol, 2010, 76(1): 1–12.

[36] Moawad NS, Santamaria E, Rhoton Vlasak A, et al. Laparoscopic ovarian transposition before pelvic cancer treatment:ovarian function and fertility preservation[J]. J Minim Invasive Gynecol, 2017, 24(1): 28–35.

[37] Satoh T, Hata M, Watanabe Y, et al. Outcomes of fertility-sparing surgery for stage I epithelial ovarian cancer: a proposal for patient selection[J]. J Clin Oncol, 2010, 28(10): 1727–1732.

[38] Guhhala K, LaIos A, Gallos I, et al. Outcomes of ovarian transposition in gynaecological cancers: a systematic review and meta-analysis[J]. J Ovarian Res, 2014, 7: 1–10.

[39] Cakmak H, Rosen MP. Ovarian stimulation in cancer patients[J]. Fertil Steril, 2013, 99(6): 1476–1484.

[40] Arecco L, Ruelle T, Martelli V, et al. How to protect ovarian function before and during chemotherapy?[J]. J Clin Med, 2021, 10(18): 1–18.

[41] Ataya KM, McKanna JA, Weintraub AM, et al. A luteinizing hormone-releasing hormone agonist for the prevention of chemotherapy-induced ovarian follicular loss in rats[J]. Cancer Res, 1985, 45(8): 3651–3656.

[42] Blumenfeld Z. How to preserve fertility in young women exposed to chemotherapy? The role of GnRH agonist cotreatment in addition to cryopreservation of embrya, oocytes, orovaries[J]. Oncologist, 2007, 12(9): 1044–1054.

[43] Clowse MEB, Behera MA, Anders CK, et al. Ovarian preservation by GnRH agonists during chemotherapy: a meta-analysis[J]. J Women's Health (Larchmt), 2009, 18(3): 311–319.

[44] 王巍, 李顺双, 刘刚. 2020 年 ESMO 青春期后恶性肿瘤患者生育力保存和治疗后妊娠临床实践指南解读 [J]. 中华生殖与避孕杂志, 2022, 42(9): 980–987.

[45] McLaren JF, Bates GW. Fertility preservation in women of reproductive age with cancer[J]. Am J Obstet Gynecol, 2012, 207(6): 455–462.

[46] Sönmezer M, Oktay K. Assisted reproduction and fertility preservation techniques in cancer patients[J]. Curr Opin Endocrinol Diabetes Obes, 2008, 15(6): 514–522.

[47] Azim A, Oktay K. Letrozole for ovulation induction and fertility preservation by embryo cryopreservation in young women with endometrial carcinoma[J]. Fertil

Steril, 2007, 88(3): 657–664.

[48] Bozdag G, Yarali H, Polat M, et al. ICSI outcome following conservative fertility sparing management of endometrial cancer[J]. Reprod Biomed Online, 2009, 18(3): 416–420.

[49] Yarali H, Bozdag G, Aksu T, et al. A successful pregnancy after intracytoplasmic sperm injection and embryo transfer in a patient with endometrial cancer who was treated conservatively[J]. Fertil Steril, 2004, 81(1): 214–216.

[50] Pinto AB, Gopal M, Herzog TJ, et al. Successful in vitro fertilization pregnancy after conservative management of endometrial cancer[J]. Fertil Steril, 2001, 76(4): 826–829.

[51] Rousset-Jablonski C, Selle F, Adda-Herzog E, et al. Fertility preservation, contraception and menopause hormone therapy in women treated for rare ovarian tumours: guidelines from the French national network dedicated to rare gynaecological cancers[J]. Eur J Cancer, 2019, 116: 35–44.

[52] Fasano G, Dechène J, Antonacci R, et al. Outcomes of immature oocytes collected from ovarian tissue for cryopreservation in adult and prepubertal patients[J]. Reprod Biomed Online, 2017, 34(6): 575–582.

[53] Cohen Y, Tannus S, Volodarsky-Perel A, et al. Added benefit of immature oocyte maturation for fertility preservation in women with malignancy[J]. Reprod Sci, 2020, 27(12): 2257–2264.

[54] 中华医学会妇科肿瘤学分会. 妇科恶性肿瘤保留生育功能临床诊治指南 [J]. 中华妇产科杂志, 2014, 5(4): 243–248.

[55] 湖南乳腺癌患者生育力保存专家协作组. 湖南省年轻女性乳腺癌患者生育力保存实施方案专家共识 [J]. 中国普通外科杂志, 2018, 27(11): 1361–1369.

[56] Kessous R, Davidson E, Meirovitz M, et al. The risk of female malignancies after fertility treatments:a cohort study with 25–year follow-up[J]. J Cancer Res Clin Oncol, 2016, 142(1): 287–293.

[57] 王辉, 王霞, 郜意, 等. 遗传性乳腺癌 – 卵巢癌综合征患者一级亲属接受基因筛查的现状及影响因素研究 [J]. 中国癌症杂志, 2023, 33(5): 499–505.

[58] 曹现岭, 周宣佑, 陈松长, 等. PGT 在遗传性肿瘤生殖干预中的应用进展 [J]. 中国

癌症杂志, 2022, 32(11): 1037–1043.

[59] 黄荷凤, 乔杰, 刘嘉茵, 等. 胚胎植入前遗传学诊断 / 筛查技术专家共识 [J]. 中华医学遗传学杂志, 2018, 35(2): 151–155.

[60] Committee on Practice Bulletins-Gynecology, Committee on Genetics, Society of Gynecologic Oncology. Practice Bulletin No 182:hereditary breast and ovarian cancer syndrome[J]. Obstet Gynecol, 2017, 130(3): e110–e126.

[61] 陶陶, 曹冬焱, 杨佳欣, 等. 卵巢交界性上皮性肿瘤复发相关因素及术后生育状况的分析 [J]. 中华医学杂志, 2010, 90(19): 1304–1308.

[62] Zanagnolo V, Sartori E, Trussardi E, et al. Preservation of ovarian function, reproductive ability and emotional attitudes in patients with malignant ovarian tumor[J]. Eur J Obstet Gynecol Reprod Biol, 2005, 123(2): 235–243.

[63] Henes M, Neis F, Krämer B, et al. Possibilities of fertility preservation in young patients with ovarian cancer[J]. Anticancer Res, 2014, 34(7): 3851–3854.

[64] Kaku T, Yoshikawa H, Tsuda H, et al. Conservative therapy for adenocarcinoma and atypical endometrial hyperplasia of the endometrium in young women: central pathologic review and treatment outcome[J]. Cancer Lett, 2001, 167(1): 39–48.

[65] Bali A, Weekes A, Trappen PV, et al. Central pelvic recurrence 7 years after radical vaginal trachelectomy[J]. Gynecol Oncol, 2005, 96(3): 854–856.

[66] Plante M. Evolution in fertility-preserving options for early-stage cervical cancer: radical trachelectomy, simple trachelectomy, neoadjuvant chemotherapy[J]. Int J Gynecol Cancer, 2013, 23(6): 982–989.

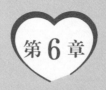

第6章

自身免疫性疾病专科管理

自身免疫性疾病（autoimmune diseases，AID）是由机体对自身抗原失去耐受，引起免疫系统攻击自身组织，最终导致组织器官损伤的一组慢性、异质性疾病，可能造成多系统如神经系统、消化系统、血液系统、骨关节系统、内分泌系统甚至生殖系统的功能障碍。自身免疫性疾病一般难以治愈，但患者可长期生存，许多患者在完成生育前发病，因此多有生育需求[1]。本书主要从临床实践需求出发，针对自身免疫性疾病患者的治疗策略和手术方式，提出生育力保存的标准化门诊实践路径。

① 自身免疫性疾病及治疗对女性生育力的影响

自身免疫性疾病对女性生育力的影响仍有很多未知，目前认为关注较多的风湿免疫性疾病如系统性红斑狼疮和抗磷脂综合征对女性生育力有不良影响。一些非风湿性自身免疫性疾病如克罗恩病、自身免疫性甲状腺炎也可能损害女性生育力。治疗自身免疫性疾病可能需要应用一些免疫调节药物，部分常用的药物有生殖毒性或有潜在降低生育力和缩短生育期的风险；此外，有些自身免疫性疾病需要手术治疗，而手术亦可对生育力造成损害[2]。

1.1 自身免疫性疾病对女性生育力的影响

1.1.1 系统性红斑狼疮

系统性红斑狼疮（systemic lupus erythematosus，SLE）是一种系统性自身免疫病，以全身多系统多脏器受累、反复复发与缓解、体内存在大量自身抗体为主要临床特点，如不及时治疗，会造成受累脏器的不可逆损害，最终导致患者死亡[3]。

研究发现，在 SLE 女性患者疾病的发生发展中雌激素起着关键作用。雌激素可以通过免疫细胞上表达的同源受体 ERα 和 ERβ，调节先天性和适应性免疫功能。此外，雌激素与 B 淋巴细胞结合后能产生高亲和力的自身抗体和促炎性细胞因子（即雌激素诱导的自身免疫）[4]。SLE 损害女性生殖功能的可能机制有[5-8]：①慢性炎症状态影响下丘脑 – 垂体 – 卵巢轴的正常功能；②引起自身免疫性卵巢炎，患者即使疾病较轻，卵巢储备功能也会明显下降；③ SLE 患者可能合并高泌乳素血症，干扰排卵；④妊娠后女性体内激素水平变化，会导致 SLE 患者在妊娠中后期病情复发或加重，活动期的 SLE、狼疮肾炎、高血压在孕前或妊娠期间大大增加了不良妊娠结局的风险。另外，部分治疗 SLE 的药物具有性腺毒性，可能导致暂时性甚至永久性的闭经、卵巢衰竭或不孕。对于疾病轻微、生殖功能正常且目前无生育需求的患者，也应充分告知其未来疾病进展和并发症可能会影响其生育和妊娠结局，以帮助她们选择适当的生育力保存方法，这对于 SLE 患者极为重要。

1.1.2 抗磷脂综合征

抗磷脂综合征（antiphospholipid syndrome，APS）是一种以反复血管性血栓事件、复发性自然流产、血小板减少等为主要临床表现，伴有抗磷脂抗体（antiphospholipid antibodies，aPLs）持续中滴度或高滴度阳性的自身免疫性疾病，通常分为原发性 APS 和继发性 APS，后者多继发于系统性红斑狼疮、干燥综合征等结缔组织病。复发性流产是 APS 最常见的产科表现，反复妊娠丢失的女性患者中 15%～20% 为 aPLs 阳性。即使未达到 APS 的诊断标准，aPLs 的存在是妊娠丢失和其他不良妊娠结局的危险因素。aPLs 可导致胎盘功能紊乱，也可通过影响早期的受精和胚胎着床来影响生育力 [9]。最近一项综述认为没有足够的证据支持对普通人群中的不孕症患者进行常规 aPLs 检测 [10]。aPLs 对辅助生殖失败的影响也存在一定争议，未来仍需要更多较大规模的、设计良好的临床试验来验证。

1.1.3　克罗恩病

克罗恩病（Crohn's disease，CD）是炎症性肠病的一种，近年来发病率和患病率持续上升，其发病的高峰年龄为 20～40 岁，约半数的患者在 32 岁前确诊，正值生育高峰年龄 [11]。

疾病活动期患者的生育力显著下降。疾病活动性、肛周病变、盆腔解剖结构改变、粘连、瘢痕形成造成输卵管梗阻等均会对患者生育力造成较大影响 [12]。克罗恩病的全身炎症状态可能影响女性患者的卵巢储备功能，降低生育力。研究显示，克罗恩病育龄女性患者的血清抗米勒管激素（anti-Müllerian hormone，AMH）水平低于健康对照组且与疾病活动性呈负相关 [13]；肠道的透壁性炎症还可能引起邻近生殖器官如输卵管和卵巢的局部炎症和粘连；活动性肛周病变可直接影响性生活感受，进而降低患者生育力 [14]。研究发现，30 岁以上的克罗恩病患者随着年龄的增长，生育力的丧失速度可能会较健康者更快 [15]。另外，克罗恩病肠道切除手术也影响女性生育力，尤其是回肠储袋肛管吻合术（ileal pouch-anal anastomosis，IPAA）可直接影响卵巢周围结构，患者不孕风险增加 2～3 倍。研究证实，病程小于 1 年、疾病分型为重度以及有 IPAA 手术史的女性患者，其妊娠率和（或）活产率均明显下降 [16]。

1.1.4 自身免疫性甲状腺疾病

自身免疫性甲状腺疾病（autoimmune thyroid disease，AITD）是一组由遗传、免疫、环境等多种因素共同作用导致的器官特异性自身免疫性疾病，发病年龄集中在 20～60 岁，女性发病率较男性高 5～10 倍[17,18]。不孕女性中 AITD 的患病率明显高于生育年龄匹配的非不孕女性。卵巢是甲状腺激素的靶器官之一，当 AITD 特异性抗体与特异性抗原结合后可抑制抗原的活性，引发补体效应，引起卵巢的炎症反应，损伤卵巢组织，导致卵巢功能减退、排卵障碍，从而引起月经紊乱、闭经、不孕等，严重危害女性生殖健康[19-20]。异常改变的甲状腺激素水平可能通过影响子宫内膜容受性诱导或加重 POI，降低患者生育力；AITD 也可能通过异常的血清甲状腺激素水平引起糖脂代谢异常或自身免疫性抗体浓度的升高，诱发并加重 POI 的远期并发症[21]。AITD 不会干扰正常胚胎着床，但患有 AITD 的孕妇在孕 3 个月内流产的风险显著增加[22]。

其他常见的自身免疫性疾病如类风湿关节炎、血管炎、皮肌炎、系统性硬化等疾病本身对女性生育力的影响目前仍不明确或相关研究不足。

1.2 自身免疫性疾病治疗对女性生育力的影响及对策

1.2.1 自身免疫性疾病的药物治疗对女性生育力的影响及对策

自身免疫性疾病需长期用药以维持疾病稳定，部分常用治疗药物已明确有降低生育力的风险，包括环磷酰胺（CTX）、雷公藤总苷、非甾体类抗炎药（NSAIDs）等，其中环磷酰胺对卵巢毒性大，导致 POI 风险高。另外一些常用药物对生育力的影响尚不明确。自身免疫性疾病的患者如有生育需求，在治疗药物的选择上应仔细权衡，尽量避免使用生殖毒性风险等级高的药物。常用治疗自身免疫性疾病药物影响女性生育力的风险等级见表 6-1。

表 6-1　自身免疫性疾病常用药物对女性生育力的影响

风险等级	药物	对生育力影响	处理方式
高风险	环磷酰胺	累积剂量和与年龄相关的性腺毒性作用；累积剂量 > 10 g 时卵巢早衰 [24]	使用环磷酰胺治疗之前或早期开始每月联合应用促性腺激素释放激素激动剂以预防卵巢功能不全 [24]
	雷公藤总苷	有明确的生殖毒性，与累积剂量和患者年龄有关。主要表现为对卵巢生殖功能和内分泌功能的抑制，长期服用可能会导致月经紊乱（包括提前或延迟，经量增多或减少，但主要是闭经）[25-26]	大多为功能性且可逆，停药后卵巢功能可以恢复 [25-26]
中风险	吗替麦考酚酯	与妊娠早期流产风险增加和先天性畸形风险增加有关 [27]	受孕前至少停药 6 周 [27]
	非甾体类抗炎药	非选择性和选择性环氧合酶抑制剂以剂量依赖性和月经周期依赖性方式诱导黄素化未破裂卵泡综合征 [28]；育龄期女性使用 NSAIDs 可能出现短暂性不孕 [28]	通过在月经周期的第 8 ~ 20 天停用非甾体类抗炎药，可以将排卵抑制的风险降至最低 [28]
低风险	甲氨蝶呤 [每周 5 ~ 25 mg（低剂量）]	在怀孕的头 3 个月服用时，自然流产率会增加 [29-30]；对卵巢储备功能没有影响 [31]	需在受孕前停药 [29-31]
	硫唑嘌呤	不损害女性生育能力 [23]	—
	柳氮磺吡啶	不损害女性生育能力 [23]	—
低风险	糖皮质激素	导致垂体 - 性腺轴紊乱，影响促卵泡激素和促黄体激素的分泌。每日剂量 > 7.5 mg 的泼尼松可延长妊娠时间 [30]	没有强有力的证据表明糖皮质激素会降低女性生育能力 [23]
	羟氯喹	Meta 分析显示应用 200 ~ 400 mg/d 不会显著增加先天畸形及流产发生率 [32]	—
风险未知	他克莫司	无明确影响生殖数据	
	环孢素 A	无明确影响生殖数据	
	来氟米特	无明确影响生殖数据	完全从体内清除需要 2 年，停药后应直至在外周血中不能测出才能考虑怀孕，可使用考来烯胺洗脱治疗 [33]

1.2.2 自身免疫性疾病的手术治疗对女性生育力的影响及对策

自身免疫性炎症性肠病除内科治疗外，复原性结肠直肠切除术（restorative proctocolectomy，RPC）以及回肠储袋肛管吻合术（ileal pouch-anal anastomosis，IPAA）已成为当代外科治疗的主要术式。但 IPAA 手术因涉及盆腔，直接影响卵巢周围结构，可能对女性生育力产生不良影响 [34]。

（1）自身免疫性疾病患者实施女性生育力保存的手术时机选择：

对于有生育需求的患者，术前应充分评估手术的必要性，严格掌握 IPAA 手术的适应证。对于急性重症患者，在充分药物治疗失败后应积极考虑手术。对于慢性顽固性患者，可考虑先予结肠次全切＋回肠末端造口术（rectal-sparing colectomy with end ileostomy，RCEI），将 IPAA 手术推迟至患者妊娠分娩后进行 [34]。

（2）自身免疫性疾病患者实施女性生育力保存的手术方式选择：

克罗恩病患者和部分重度溃疡性结肠炎患者需进行手术治疗，如全结直肠切除和 IPAA 等 [35]。腹盆腔手术直接影响卵巢周围结构，增加患者不孕风险，是影响生育力的重要因素 [36-37]。关于手术方式的选择建议如下：

1）对于 20～30 岁患者，行回肠直肠吻合术（ileorectal anastomosis，IRA）对直肠保留的可能性较低，综合生活质量和保存生育力方面考虑，IPAA 手术是最优选择 [38]。建议可考虑以 RCEI 术式作为第一阶段手术，将 IPAA 手术推迟至妊娠分娩后。

2）对于 35 岁以上有生育需求的患者，首次手术选择 RCEI 可增加分娩率 [39]。

3）目前 IPAA 的手术方式主要有腹腔镜手术和开放式手术。开放式 IPAA 易导致腹盆腔粘连而对生育力产生不利影响；而腹腔镜手术具有术中失血量少、术后肠道功能恢复快、住院时间短、并发症少、切口

美观等优势 [39-41]。我们建议，在条件允许的情况下，应尽量选择腹腔镜下 IPAA。

② 自身免疫性疾病患者女性生育力保存的适应证

自身免疫性疾病的患者多处于育龄期及育龄前期，而治疗可能需要较长时间甚至持续终身，建议尽早结合患者的预后和生育意愿，充分评估后采取适当的方法实施生育力保存。有 POI 中高风险或治疗后预期生育年龄超过 40 岁的患者，适宜进行生育力保存。

自身免疫性疾病患者实施女性生育力保存的初筛标准 [42]：①年龄 ≤ 40 岁（可视卵巢储备和个人情况适当放宽），卵巢储备功能评级次低卵巢储备及以上（低卵巢储备应慎重考虑）；②治疗方案有造成卵巢功能衰竭风险，或对生育有不利影响；③患者能够耐受辅助生殖技术或卵巢组织活检手术；④病情稳定或疾病活动度得以控制，或距治疗开始有 1 ~ 3 周时间窗口，或使用环磷酰胺等具有生殖毒性药物的治疗方案可推迟 7 ~ 14 天；⑤患者本人或其监护人的知情同意。

自身免疫性疾病生育力保存流程图见图 6-1。

2.1 自身免疫性疾病患者实施女性生育力保存评估

评估方法包括：

（1）治疗前卵巢储备功能的评估：

在治疗前、中、后均应适时评估卵巢储备功能，预测生育力受损情况。可使用 AMH 和 AFC（窦卵泡计数）指标评估卵巢储备功能 [43-44]。

（2）治疗后生育力和早发性卵巢功能不全风险的评估：

①应用环磷酰胺者，对卵巢的损害程度与药物累积剂量及患者年龄密切相关：年龄 < 30 岁，环磷酰胺累积剂量超过 10 g；年龄 > 30 岁，无论剂量多少，均有很高的早发性卵巢功能不全风险 [45]。

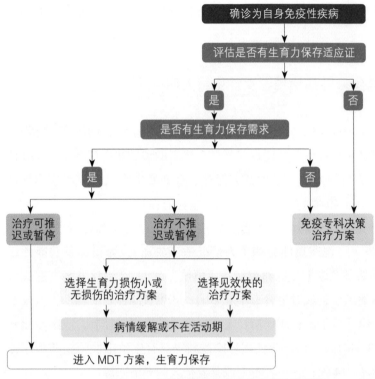

图6-1 自身免疫性疾病生育力保存流程图

②雷公藤总苷对卵巢生殖功能和卵巢内分泌功能有抑制作用。

③NSAIDs有诱导卵泡未破裂综合征，降低生育力的风险。

（3）自身免疫性疾病活动度的评估：

自身免疫性疾病病种较多，疾病活动度评估较为复杂，拟进行生育力保存前需经专科医师评估，如果患者的自身免疫性疾病为中、高活动度，则不推荐立即进行生育力保存；如果评估结果为低活动度，或病情稳定，或处于进展缓慢期，可考虑实施生育力保存。

2.2 自身免疫性疾病患者实施女性生育力保存的风险 [42,46-47]

虽然安全性相对较高，但自身免疫性疾病患者实施生育力保存仍存在一些风险，具体如下：

（1）患者的生育受到多因素的影响，生育力保存措施并不能保证患者一定可以健康生育。

（2）生育力保存时卵巢刺激过程中不可避免地会导致患者雌、孕激素水平短期升高和波动，可能对原发病产生不利影响，如 SLE 患者雌激素水平升高可能会导致病情恶化。

（3）对于有血栓病史的 SLE 患者，使用雌孕激素有可能增加血栓风险。

（4）抗磷脂抗体阳性患者卵巢刺激期间雌激素水平升高会进一步增加潜在危及生命的血栓形成的风险。

（5）生育力保存操作可能对患者造成一定的损伤。

（6）因疾病发生发展，患者后续有无法使用生育力保存的卵母细胞、胚胎或卵巢组织的风险。

③ 自身免疫性疾病患者女性生育力保存的方法及建议

3.1 女性生育力保存介入的时机

根据相关指南的建议，最佳的生育力保存介入时间是在疾病确诊后、治疗开始前或经治疗后病情未处于活动期时，与患者及家属充分沟通并询问患者的意愿，详细讨论疾病预后对生育的影响、治疗可能带来的生育风险等，继而开始生育力保存的相关准备 [46-47]。在后续治疗的每个阶段，相关科室医师均应与患者充分沟通生育相关信息，讨论各种治疗手段对生育的影响和相应对策，并做好病历记录。

在实际操作过程中，很可能无法在治疗前就获取患者全部的病情信息和对治疗的反应情况。因此，即使一些患者已经开始药物治疗，也可以考虑接受生育力保存的建议并实施。

由于自身免疫性疾病患者可长期生存，有些患者需要长期甚至终身服药治疗，对于有生育愿望的患者，可以考虑在病情早期或病情活动度相对缓解时短暂停用损害卵巢功能的药物（环磷酰胺），在疾病和用药对卵巢及生育功能造成不可逆的影响前，在短暂的时间窗内完成生育力保存的相关操作，缓解疾病后期可能出现的生育压力。

自身免疫性疾病是一类涉及全身多器官或系统的疾病，女性患者进行生育力保存可能涉及多个脏器或系统的功能评估，需要多学科的支持和协作，必要时在患者的治疗过程中可考虑自身免疫性疾病专科、生殖内分泌科等相关科室的多学科会诊意见，经综合评估后作出决策。

3.2 自身免疫性疾病患者实施女性生育力保存的方案选择

3.2.1 促性腺激素释放激素激动剂的应用

《2020 美国风湿病学会风湿性和肌肉骨骼疾病患者生殖健康管理指南》建议，在每月进行环磷酰胺治疗过程中，联合使用促性腺激素释放激素激动剂（GnRH-a）以降低出现卵巢功能不全的风险[33,42]。考虑到化疗时联用 GnRH-a 在临床上简单易行、未对化疗效果产生影响，且存在减轻化疗导致的卵巢损伤作用的可能，建议 GnRH-a 的应用可作为需接受药物治疗、有意愿保留生育力和（或）卵巢功能的自身免疫性疾病女性患者的一种选择，并可与其他生育力保存方式同时使用。

3.2.2 卵巢组织冷冻保存及移植

参见第 1 章相关内容。

3.2.3　未成熟卵母细胞体外成熟

参见第 1 章相关内容。

3.2.4　卵母细胞冷冻保存和胚胎冷冻保存

参见第 1 章相关内容。

3.3　自身免疫性疾病患者实施女性生育力保存的妊娠建议

3.3.1　自身免疫性疾病患者实施女性生育力保存的妊娠时机选择

根据《2022 中国系统性红斑狼疮患者生殖与妊娠管理指南》以及女性生育力保存 2020 ESHRE 指南等相关文献 [42-43,46,48]，自身免疫性疾病患者女性生育力保存方案建议如下：①非疾病活动期，通常建议在疾病稳定或低疾病活动性 6 个月后；②未应用且一段时间内暂不需要应用生殖毒性药物；③如应用生殖毒性药物，需待停药后卵巢功能恢复；④需要辅助内分泌治疗的患者，能耐受在孕前 3 个月停止内分泌治疗直至生育后，再继续内分泌治疗；⑤建议 SLE、干燥综合征、系统性硬化症和类风湿关节炎女性患者在妊娠前或妊娠早期进行一次抗 Ro /SSA 抗体和抗 La /SSB 抗体检测以评估其对妊娠的不良影响；⑥妊娠期间如果有明显疾病活动应立即开始妊娠相容药物治疗。

3.3.2　自身免疫性疾病患者实施女性生育力保存的妊娠策略选择

（1）自然妊娠：

对于年轻、已婚、生育力良好的患者，经专科医师调整妊娠期相对安全的药物治疗达到缓解，且缓解期至少 6 个月时，可鼓励其积极尝试自然妊娠 [42,44]。

（2）辅助生殖技术妊娠：

对于不孕患者或配偶确诊不育的患者，或存在高危因素（高龄、生育力低下、长期服用可损伤生殖功能的药物等）、在短期内无妊娠计划或因处于疾病活动期暂时无法妊娠者，建议在疾病缓解期直接行体外受精－胚胎移植（IVF-ET）。对于应用 GnRH-a 进行卵巢保护的患者和接受卵巢组织冷冻的患者，若尝试期 > 6 个月未能自然妊娠，建议 IVF。

3.4 自身免疫性疾病患者实施辅助生殖技术（ART）及孕期注意事项

3.4.1 自身免疫性疾病患者自身抗体监测

AID 患者进行 ART 时需评估自身抗体谱。aPLs 对 ART 结局可能造成不利影响。无论是否有复发性流产和（或）反复血栓的临床症状，持续的、高滴度的 aPLs 都是 ART 的最高风险因素。携带高滴度 aPLs 的无症状女性在 ART 过程中其血栓形成和流产的风险与诊断明确的风湿性自身免疫病的女性相同。生育力保存时卵巢刺激可导致体内雌激素水平升高，继而增加 aPLs 阳性患者的血栓形成风险，这部分患者需抗凝治疗。因此，实施 ART 前应了解风湿性自身免疫性疾病患者的 aPLs 状态。

抗 Ro/SSA 抗体和抗 La/SSB 抗体可出现在典型的风湿免疫病女性患者以及无症状女性中。抗 Ro/SSA 抗体和抗 La/SSB 抗体可对胎儿和新生儿健康造成危害，少数携带抗 Ro/SSA 抗体和抗 La/SSB 抗体的母亲生育的子女会发展为新生儿狼疮，其风险等级取决于抗体的滴度、类型以及母亲的既往妊娠史。若母亲有高滴度的抗 Ro/SSA 抗体或抗 La/SSB 抗体，出现新生儿狼疮皮疹的风险约为 25%，心脏传导阻滞的风险约为 2%；若母亲既往分娩过患病新生儿，则风险会更高。无论临床症状如何，对携带这些抗体的妇女，建议在术前 3 个月或更早开始使用羟氯喹[49]。

3.4.2 自身免疫性疾病患者实施 ART 期间及孕期的药物应用

对于自身免疫性疾病患者，药物治疗通常是维持疾病稳定的必要条件，通常停药后疾病复发的风险很高[50]。由于女性患者疾病复发期怀孕比缓解期更危险，因此在 ART 期间和结束后应继续使用非致畸药物控制原发病。《2020 美国风湿病学会风湿性和肌肉骨骼疾病患者生殖健康管理指南》为 ART 期间及孕期的药物治疗提供了具体建议[33,42]。对卵母细胞或精子有潜在危害的药物（环磷酰胺、甲氨蝶呤、来氟米特和华法林）必须在计划手术前几个月更换，以确保替代药物的有效性和耐受性[51]。

《2020 美国风湿病学会风湿性和肌肉骨骼疾病患者生殖健康管理指南》对风湿免疫性疾病女性患者应用 ART 提出了相关建议（图 6-2）。强烈建议在 ART 过程中对血栓性 APS 的女性患者使用肝素或低分子量肝素进行治疗剂量抗凝，强烈建议对产科 APS 的女性患者进行预防性抗凝[33,42]。因华法林具有致畸性，接受华法林治疗的血栓性 APS 患者在进行生育力保存及 ART 前，华法林必须过渡为治疗剂量的普通肝素或低分子量肝素（依诺肝素 1 mg/kg q12 h），肝素应在取卵前 24～36 h 暂停，术后恢复抗凝，并在整个妊娠期间维持。新型口服抗凝药物不能代替肝素或华法林[52]。产科 APS 患者在 ART 前和妊娠期间应使用预防剂量的肝素，依诺肝素的预防性剂量通常为每天 40 mg，并常加用小剂量阿司匹林和（或）羟氯喹。虽然很少有研究指导无症状的 aPLs 抗体携带者的预防性抗凝治疗，但高雌激素水平导致器官或危及生命的血栓形成的风险，远超肝素或低分子量肝素引起出血或其他并发症的风险，因此建议 aPLs 抗体携带者在 ART 和妊娠期间都应进行预防性抗凝治疗[53]，低分子量肝素的预防使用剂量如上所述[42]，对接受卵巢刺激的 aPLs 抗体携带者，如果暂不考虑妊娠，抗凝治疗通常会维持到雌激素恢复到接近生理水平。另外，有血栓形成或卵巢过度刺激综合征风险的患者，促排卵治疗时建议加用芳香化酶抑制剂以降低体内雌激素水平[42]。

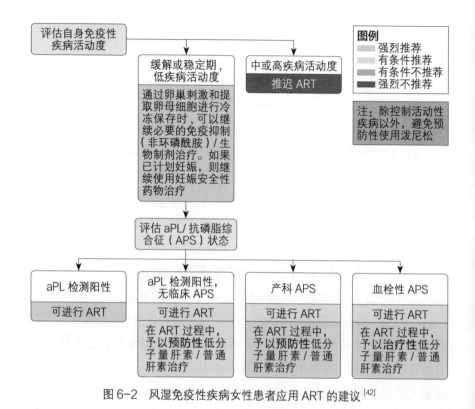

图 6-2　风湿免疫性疾病女性患者应用 ART 的建议 [42]

（编写组组长：董凌莉　成员：董凌莉　王晓红　岳　静　周丽玲）

参考文献

[1] 田新平, 曾小峰. 关注系统性红斑狼疮患者的妊娠管理, 提高母婴存活率 [J]. 中华风湿病学杂志, 2012, 16(1): 1-3.

[2] 赵云, 张奉春. 抗风湿药物对生育力、妊娠及哺乳的影响 [J]. 中华临床免疫和变态反应杂志, 2013, 7(2): 188-192.

[3] 中华医学会风湿病学分会, 国家皮肤与免疫疾病临床医学研究中心, 中国系统性红斑狼疮研究协作组. 2020 中国系统性红斑狼疮诊疗指南 [J]. 中华内科杂志, 2020, 59(3): 172-185.

[4] Oktem O, Guzel Y, Aksoy S, et al. Ovarian function and reproductive outcomes of female patients with systemic lupus erythematosus and the strategies to preserve their fertility[J]. Obstet Gynecol Surv, 2015, 70(3): 196-210.

[5] LaBarbera AR, Miller MM, Ober C, et al. Autoimmune etiology in premature ovarian failure[J]. Am J Reprod Immunol Microbiol, 1988, 16(3): 115-122.

[6] Silva CA, Deen ME, Febrônio MV, et al. Hormone profile in juvenile systemic lupus erythematosus with previous or current amenorrhea[J]. Rheumatol Int, 2011, 31(8): 1037-1043.

[7] Blanco-Favela F, Quintal-Alvarez G, Leanos-Miranda A. Association between prolactin and disease activity in systemic lupus erythematosus: influence of statistical power[J]. J Rheumatol, 1999, 26(1): 55-59.

[8] 中国系统性红斑狼疮研究协作组专家组, 国家风湿病数据中心. 中国系统性红斑狼疮患者围产期管理建议 [J]. 中华医学杂志, 2015, 95(14): 1056-1060.

[9] Hickman RA, Gordon C. Causes and management of infertility in systemic lupus erythematosus[J]. Rheumatology(Oxford), 2011, 50(9): 1551-1558.

[10] El Hasbani G, Khamashta M, Uthman I. Antiphospholipid syndrome and infertility[J]. Lupus, 2020, 29(2): 105-117.

[11] McConnell RA, Mahadevan U. Pregnancy and the patient with inflammatory bowel disease: fertility, treatment, delivery, and complications[J]. Gastroenterol Clin North Am, 2016, 45(2): 285-301.

[12] Druvefors E, Landerholm K, Hammar U, et al. Impaired fertility in women with

inflammatory bowel disease:a national cohort study from Sweden[J]. J Crohns Colitis, 2021, 15(3): 383-390.

[13] Şenateş E, Çolak Y, Erdem ED, et al. Serum anti-Müllerian hormone levels are lower in reproductive-age women with Crohn's disease compared to healthy control women[J]. J Crohns Colitis, 2013, 7(2): e29-e34.

[14] Selinger CP, Eaden J, Selby W, et al. Inflammatory bowel disease and pregnancy:lack of knowledge is associated with negative views[J]. J Crohns Colitis, 2013, 7(6): e206-e213.

[15] Bonthala N, Kane S. Updates on women's health issues in patients with inflammatory bowel disease[J]. Curr Treat Options Gastroenterol, 2018, 16(1): 86-100.

[16] Tandon P, Tennakoon A, Huang V, et al. Pregnancy and live birth rates over time in women with inflammatory bowel disease: a population-based cohort study[J]. J Can Assoc Gastroenterol, 2022, 5(4): 184-191.

[17] Kohling HL, Plummer SF, Marchesi JR, et al. The microbiota and autoimmunity: their role in thyroid autoimmune diseases[J]. Clin Immunol, 2017, 183: 63-74.

[18] Chen C, Xu H, Chen Y, et al. Iodized salt intake and its association with urinary iodine, TPO-Ab and Tg-Ab among urban Chinese[J]. Thyroid, 2017, 27(12): 1566-1573.

[19] Monteleone P, Faviana P, Artini PG. Thyroid peroxidase identified in human granulosa cells: another piece to the thyroid-ovary puzzle?[J]. Gynecol Endocrinol, 2017, 33(7): 574-576.

[20] 彭潇. 甲状腺自身免疫性疾病与卵巢功能减退关系的横断面调查 [D]. 广州：广州中医药大学, 2017.

[21] Lei Y, Yang J, Li H, et al. Changes in glucose-lipid metabolism, insulin resistance, and inflammatory factors in patients with autoimmune thyroid disease[J]. J Clin Lab Ana, 2019, 33(7): 1-6.

[22] Kris Poppe, Brigitte Velkeniers, Daniel Glinoer. Thyroid disease and female reproduction[J]. Clin Endocrinol(Oxf), 2007, 66(3): 309-321.

[23] Østensen M. Sexual and reproductive health in rheumatic disease[J]. Nat Rev Rheumatol, 2017, 13(8): 485-493.

[24] Boumpas DT, Austin HA 3rd, Vaughan EM, et al. Risk for sustained amenorrhea in patients with systemic lupus erythematosus receiving intermittent pulse cyclophosphamide therapy[J]. Ann Intern Med, 1993, 119(5): 366–369.

[25] 乔子虹. 雷公藤抗生育作用的临床及实验研究概况 [J]. 中级医刊, 1990, 25(2): 6–8.

[26] 王曙东, 陶建生. 雷公藤抗生育作用的研究 [J]. 中成药杂志, 2004, 26(11): 936–937.

[27] M Østensen, M Lockshin, A Doria, et al. Update on safety during pregnancy of biological agents and some immunosuppressive anti-rheumatic drugs[J]. Rheumatology(Oxford), 2008, 47 (Suppl 3): iii28–iii31.

[28] Micu MC, Micu R, Ostensen M. Luteinized unruptured follicle syndrome increased by inactive disease and selective cyclooxygenase 2 inhibitors in women with inflammatory arthropathies[J]. Arthritis Care Res(Hoboken), 2011, 63(9): 1334–1338.

[29] Weber-Schoendorfer C, Chambers C, Wacker E, et al. Pregnancy outcome after methotrexate treatment for rheumatic disease prior to or during early pregnancy: a prospective multicenter cohort study[J]. Arthritis Rheumatol, 2014, 66(5): 1101–1110.

[30] Jenny B, Johanna M W H, Joop S E L, et al. Fertility in women with rheumatoid arthritis: influence of disease activity and medication[J]. Ann Rheum Dis, 2015, 74(10): 1836–1841.

[31] Brouwer J, Laven JS, Hazes JM, et al. Levels of serum anti-Müllerian hormone, a marker for ovarian reserve, in women with rheumatoid arthritis[J]. Arthritis Care Res(Hoboken), 2013, 65(9): 1534–1538.

[32] 段姣妞. 羟氯喹对自身免疫性疾病患者生殖结局影响的 Meta 分析 [D]. 太原: 山西医科大学, 2020.

[33] 郭娟娟, 庄思颖, 段洁, 等.《2020 美国风湿病学会风湿性和肌肉骨骼疾病患者生殖健康管理指南》解读 [J]. 现代妇产科进展, 2021, 30(4): 301–306.

[34] 彭翔, 魏明, 曾海涛. 炎症性肠病患者的生育力保护措施 [J]. 中华炎性肠病杂志, 2021, 5(4): 294–298.

[35] Mortier PE, Gambiez L, Karoui M, et al. Colectomy with ileorectal anastomosis

preserves female fertility in ulcerative colitis[J]. Gastroenterol Clin Biol, 2006, 30(4): 594–597.

[36] Hammami MB, Mahadevan U. Men with inflammatory bowel disease:sexual function, fertility, medication safety, and prostate cancer[J]. Am J Gastroenterol, 2020, 115(4): 526–534.

[37] Szymań ska E, Kisielewski R, Kierkuś J. Reproduction and pregnancy in inflammatory bowel disease—management and treatment based on current guidelines[J]. J Gynecol Obstet Hum Reprod, 2021, 50(3): 1–5.

[38] Faye AS, Oh A, Kumble LD, et al. Fertility impact of initial operation type for female ulcerative colitis patients[J]. Inflamm Bowel Dis, 2020, 26(9): 1368–1376.

[39] Beyer-Berjot L, Maggiori L, Birnbaum D, et al. A total laparoscopic approach reduces the infertility rate after ileal pouchanal anastomosis: a 2–center study[J]. Ann Surg, 2013, 258(2): 275–282.

[40] Bartels SA, D'Hoore A, Cuesta MA, et al. Significantly increased pregnancy rates after laparoscopic restorative proctocolectomy: a cross-sectional study[J]. Ann Surg, 2012, 256(6): 1045–1048.

[41] Dowson HM, Bong JJ, Lovell DP, et al. Reduced adhesion formation following laparoscopic versus open colorectal surgery[J]. Br J Surg, 2008, 95(7): 909–914.

[42] Sammaritano Lisa R, Bermas Bonnie L, Chakravarty Eliza E, et al. 2020 American College of Rheumatology guideline for the management of reproductive health in rheumatic and musculoskeletal diseases[J]. Arthritis Rheumatol, 2020, 72(4): 529–556.

[43] Ovarian Stimulation TEGGO, Bosch E, Broer S, et al. ESHRE guideline: ovarian stimulation for IVF/ICSI[J]. Hum Reprod Open, 2020, 2020(2): 1–13.

[44] 湖南乳腺癌患者生育力保存专家协作组. 湖南省年轻女性乳腺癌患者生育力保存实施方案专家共识 [J]. 中国普通外科杂志, 2018, 27(11): 1361–1369.

[45] Di Mario C, Petricca L, Gigante MR, et al. Anti-Müllerian hormone serum levels in systemic lupus erythematosus patients: influence of the disease severity and therapy on the ovarian reserve[J]. Endocrine, 2019, 63(2): 369–375.

[46] 国家皮肤与免疫疾病临床医学研究中心, 国家妇产疾病临床医学研究中心, 中国

风湿免疫病相关生殖及妊娠研究委员会, 等. 2022 中国系统性红斑狼疮患者生殖与妊娠管理指南 [J]. 中华内科杂志, 2022, 61(11): 1184-1205.

[47] 邵苗, 李春. 欧洲抗风湿病联盟关于系统性红斑狼疮和（或）抗磷脂综合征的女性患者健康及计划生育辅助生殖技术妊娠期和绝经期管理的建议 [J]. 中华风湿病学杂志, 2016, 20 (12): 854-855.

[48] Oktay K, Harvey BE, Loren AW. Fertility preservation in patients with cancer: ASCO clinical practice guideline update summary[J]. J Oncol Pract, 2018, 14(6): 381-385.

[49] Peter M, Izmirly, Nathalie, et al. Maternal use of hydroxychloroquine is associated with a reduced risk of recurrent anti-SSA/Ro-antibody-associated cardiac manifestations of neonatal lupus[J]. Circulation, 2012, 126(1): 76-82.

[50] Canadian Hydroxychloroquine Study Group. A randomized study of the effect of withdrawing hydroxychloroquine sulfate in systemic lupus erythematosus[J]. N Engl J Med, 1991, 324(3): 150-154.

[51] Lockshin MD. Assisted reproductive technologies for women with rheumatic AID[J]. Best Pract Res Clin Obstet Gynaecol, 2020, 64: 85-96.

[52] Vittorio P, Gentian D, Giacomo Z, et al. Rivaroxaban vs warfarin in high-risk patients with antiphospholipid syndrome[J]. Blood, 2018, 132(13): 1365-1371.

[53] Clavarella A. Martinelli I. Diagnosis and management of the antiphospholipid syndrome[J]. N Engl J Med, 2018, 379(13): 1289-1290.

第 7 章

结直肠癌专科管理

结直肠癌是一种常见的恶性肿瘤，近年来在我国的发病率呈逐年攀升趋势。随着诊疗技术的发展，结直肠癌的生存率有了很大提高，而患癌后长期生存的年轻女性患者越来越多，其中育龄期患者的生育需求愈加凸显。然而，临床上根据结直肠癌的分期、病理类型以及个体状态综合应用手术、放疗、化疗、靶向治疗等多种手段拟定的治疗方案，可能存在一定的生殖损伤或毒性，进而影响女性患者的生育能力。为进一步优化我国女性结直肠癌患者的生育力保存，本书从临床实践需求出发，针对好发于年轻女性且有致生育力下降高风险的结直肠癌，提出生育力保存的标准化门诊实践路径。

① 结直肠癌及治疗对女性生育力的影响

结直肠癌原发病变侵犯子宫或卵巢，或发生腹腔转移、卵巢转移以及抗肿瘤治疗等，都可能导致生育力损伤[1-5]。目前结直肠癌的治疗采用个体化治疗模式，根据疾病分期、病理分型以及治疗目标采用手术、放疗、化疗、靶向治疗、免疫治疗等综合治疗手段[4,6-8]。抗肿瘤治疗会造成不同程度的生殖毒性，导致早发性卵巢功能不全（POI），影响子宫、阴道结构及其血供，诱发内分泌系统紊乱等，损害患者生育力[1-5]。此外，遗传因素也是影响结直肠肿瘤患者女性生育力的重要原因之一。

1.1 外科手术疗法对女性生育力的损伤

结直肠癌手术尤其是腹膜返折下肠癌手术，可能由于手术清扫导致的盆腔粘连破坏卵巢和输卵管之间的正常解剖关系，进而导致不孕[9-11]。研究显示，采用全结直肠切除并回肠储袋肛管吻合术（ileal pouch-anal anastomosis，IPAA）切除肠道后的女性患者不孕率为 15%~48%[10]。与开腹手术相比，采用腹腔镜手术可能减少粘连及对腹膜的破坏，理论上对女性生育力影响较小。

1.2 化学疗法对女性生育力的损伤

化疗是结直肠癌患者的标准治疗手段之一，部分 Ⅱ~Ⅲ 期局部晚期肠癌为减少复发转移需接受 3~6 个月的术后辅助化疗，而转移性肠癌患者通常需要接受 6~12 个月以上的化疗[1,6]。部分化疗药物会造成卵母细胞、颗粒细胞、卵泡膜细胞的损伤而导致卵巢功能早衰，让女性患者面临永久性闭经、不孕和生活质量下降的风险[1,12]。影响化疗药物生殖系统毒性的因素有患者年龄、化疗药物种类、联合用药以及剂量强度、疗程等[13]。结直肠癌最常用的化疗药物包括氟尿嘧啶类、奥沙利铂、伊立替康，研究证实这三种药物均有不同程度的生殖毒性[14-17]。氟尿嘧啶类药物能通过抑制细胞胸苷酸合成酶，抑制细胞 DNA 的合成。接受 5-氟尿嘧啶辅助化疗的年轻女性结肠癌根治术后患者，有发生卵巢早衰引发不孕症的可能[14]。奥沙利铂是以细胞 DNA 为作用靶点，铂原子与 DNA 形成交叉联结，拮抗其复制和转录，可导致卵巢功能衰竭和新生儿出生缺陷[2,18]。

1.3 放射治疗对女性生育力的损伤

术前或术后盆腔放疗是局部晚期直肠癌的标准治疗手段之一[19]。放疗可导致始基卵泡凋亡以及卵母细胞染色体畸变，因此放射野设计必须考虑生殖器官保护 [19,20]。40 岁以下妇女接受 20 Gy 的辐射量可发生完全性卵巢衰竭，而年龄大于 40 岁女性接受 6 Gy 的量即可发生完全性卵巢衰竭 [21]。放疗对卵巢的危险等级与辐射场、总剂量和分割方式有关，分级全身照射对卵巢的毒性小于单剂量照射 [22,23]。早年研究表明，直肠癌术后辅助放射治疗 5 周时间内盆腔接受的总辐射剂量为 45 Gy，可导致卵巢完全衰竭 [24]。除了剂量依赖性卵巢早衰（premature ovarian failure，POF）的风险外，放疗还会诱发盆腔炎症和子宫肌层纤维化 [25]。

1.4 靶向治疗和免疫治疗对女性生育力的损伤

结直肠癌的靶向治疗是指使用特定靶向分子的药物或其他物质来阻断癌细胞的生长和扩散 [26]。临床上用于晚期肠癌的靶向药物主要包括以下三类：①抗表皮生长因子受体（epidermal growth factor receptor，EGFR）单克隆抗体；②抗肿瘤血管生成靶向药物如抗血管内皮生成因子 / 受体（vascular endothelial growth factor/vascular endothelial growth factor receptors，VEGF/VEGFR）单克隆抗体；③酪氨酸激酶抑制剂。不同靶向药物可单独使用或与化疗药物联合应用。

大多数靶向药物对女性肿瘤患者生育力的影响尚未明确。贝伐珠单抗是一种抗 VEGF 单克隆抗体，能抑制肿瘤血管新生从而抑制肿瘤生长。研究显示，接受贝伐珠单抗治疗的患者发生 POI 的风险较低 [27]。雌性食蟹猴给予贝伐珠单抗（为人推荐剂量的 0.4～20 倍），可见卵泡发育受阻或黄体缺失，与剂量相关的卵巢和子宫重量下降、子宫内膜增生减少、月经周期次数减少。妊娠兔在器官形成期（妊娠第 6～18 天），每三天 1 次静脉注射给予贝伐珠单抗 10～100 mg/kg，约为临床剂量 10 mg/kg 的 1～10 倍，可见母体和胎仔体重减轻和吸收胎数量增加。贝伐珠单抗是 IgG1 单克隆抗体，可透过人类胎盘屏障。故建议育龄期女性用药期间应避孕，并在停药至少 5 个月后考虑妊娠。目前全球获批结直肠癌适应证的抗 EGFR 单抗——西妥昔单抗和帕尼单抗，其中西妥昔单抗是 IgG1 单克隆抗体，帕尼单抗是 IgG2 单克隆抗体，都具有与 EGFR 的高亲和性。抗 EGFR 单克隆抗体均可透过胎盘屏障，是否影响生育力尚无相关报道。

免疫治疗是通过激活体内的免疫细胞达到清除癌变细胞的作用，目前临床上主要是以 PD-1、PD-L1 或 CTLA4 为靶点的免疫检查点抑制剂，已被批准用于微卫星高度不稳定或错配修复蛋白表达缺失的晚期结直肠癌一线及后线治疗。免疫检查点抑制剂可因激活机体免疫功能产生免疫相关毒性反应，累及广泛的器官系统，包括内分泌毒性和生殖系统毒性，如免疫性垂体炎导致月经紊乱、卵泡成熟障碍等。以纳武利尤单抗和帕博利珠单抗为例，在接受这两种药物治疗的育龄期女性中，可能出现生殖系统不良反应[28]。关于免疫治疗药物对于生育力的影响尚缺乏明确的风险评估，但由于 IgG4 能穿过人类胎盘屏障，建议育龄期女性用药期间应避孕，并在停药至少 5 个月后再考虑妊娠。

1.5 结直肠癌病变累及卵巢对女性生育力的损伤

结直肠癌可直接侵犯邻近的生殖器官，且卵巢转移的发生率逐年上升，为 0.6%~4.7%，因首发症状不典型且通常为双侧，早期卵巢转移灶影像学难以分辨，病理检查易漏诊[29]。对于肠癌病灶直接累及生殖器官者，通常需要进行联合脏器切除，切除范围取决于受累部位，可能包括子宫及双侧卵巢等，从而导致生育力的永久丧失[6]。

1.6 遗传因素对女性生育力的损伤

最常见的遗传性肠癌为家族性腺瘤性息肉病癌变及林奇综合征。家族性腺瘤性息肉病（familial adenomatous polyposis，FAP）是一种以结肠、直肠多发腺瘤性息肉为主要表现的常染色体显性遗传病，患者的平均发病年龄小于 40 岁，具有极高的结直肠癌发生风险（近 100%）[30]。全直肠切除回肠袋肛管吻合术（TPC+IPAA）是治疗 FAP 的常用术式，对女性生育力影响较大[9]。部分轻表型患者和（或）孕前女性会采取对生育力影响相对较小的全结肠切除回肠直肠吻合术（TAC+IRA），但保留部分直肠的患者术后仍有发生直肠息肉恶变为癌的风险（2%～12%）[31,32]。

林奇综合征是一种由 DNA 错配修复基因胚系突变引起的常染色体显性遗传病[33]。此类患者的结直肠癌发病年龄较散发性结直肠癌更早，育龄期女性发病率高于普通女性人群，并且可发生其他肠外肿瘤如子宫内膜癌、卵巢癌、胃癌、尿路上皮癌，生殖系统肿瘤的发生率可高达 50%[33-35]。林奇综合征相关卵巢癌被诊断时患者的平均年龄较散发性卵巢癌早 15～20 年，故林奇综合征女性患者应早期考虑是否需要实施生育力保存[36-38]。

② 结直肠癌患者女性生育力保存的适应证

儿童、青少年及育龄期结直肠癌女性患者，如果有生育意愿并且预后良好，有 POI 中高风险或预期生育年龄超过 40 岁的患者，都是进行生育力保存的适应证[13,27]。

年龄小于 40 岁有生育需求的女性结直肠癌者，应尽早进行生育力评估，明确肿瘤及抗肿瘤治疗对生育力的影响，结合患者的预后和生育意愿，如果患者能够耐受卵巢组织获取相关手术，或拟行卵母细胞/胚胎冷冻并且放化疗方案可推迟 7～14 天[39,40]，经患者及家属知情同意后，可实施生育力保存。

2.1 结直肠癌患者实施女性生育力保存评估

2.1.1 适宜人群的选择

符合以上适应证的患者，应结合治疗方案、患者特征及疾病特点进行系统且全面的评估，按照治疗方案和技术实施时间窗，制订相应的生育力保存策略，最大程度使患者获益[41]。此外，尚有其他可能潜在影响的相关因素，包括遗传性因素。例如林奇综合征患者在生育力保存前，需要多学科团队对其适应证和风险进行准确评估；对于已诊断 POI 的女性患者，不建议进行生育力保存[33-37,42]。

2.1.2 评估方法

（1）治疗前卵巢储备功能和 POI 风险的评估：

参见第 1 章相关内容。

（2）治疗后生育力和 POI 风险的评估：

拟进行或已进行放化疗的患者，需要考虑药物种类和累积剂量、放疗范围及剂量、患者年龄、卵巢储备功能等因素的影响，评定放化疗对卵巢功能的影响[1]。

2.2 结直肠癌患者女性生育力保存的风险

如果为实施生育力保存而需推迟或修改治疗方案，则有延误治疗的风险。充分告知患者延迟治疗的相对风险，并与患者沟通不同生育力保存方式的利弊。

虽然实施生育力保存的技术安全性相对较高，但仍存在一些风险，如：①女性结直肠癌患者卵巢转移发生率大约为 4%，卵巢组织冷冻前以及回移前，需要病理学及分子生物学技术排除卵巢转移的发生[43,44]；②穿刺取卵风险；③患者存在导致肿瘤高发的遗传相关问题，如 FAP 和林奇综合征等[45]。

③　结直肠癌患者女性生育力保存的方法及建议

3.1 女性生育力保存介入的时机

对于女性结直肠癌患者，如果拟行外科手术治疗，应考虑在外科切除肿瘤手术的同时将卵巢移位或卵巢皮质切除保存，告知患者可能存在相关并发症，并且有行二次手术复位及皮质移植术的可能性 [3,5]。

对于计划接受盆腔放射性治疗的患者，如能避免穿刺操作对癌变病灶部位的不良影响，可在放疗前行控制性卵巢刺激后卵母细胞冻存或胚胎冻存。因放疗对子宫的潜在不良影响，需告知患者后续胚胎移植成功率降低的风险 [3,5]。

如果女性患者拟在放化疗前行胚胎冷冻保存，进行卵巢刺激可能会导致放化疗的时间延迟；关于生育力保存介入的时机应个体化，在疾病早期咨询专家或者进行多学科团队会诊对生育力保存更有意义 [27,41,45-46]。

3.2 结直肠癌患者实施女性生育力保存的方案选择

关于结直肠癌患者实施女性生育力保存的方案选择，参见第 1 章内容。

3.3 结直肠癌患者实施女性生育力保存的妊娠建议

3.3.1 结直肠癌患者实施女性生育力保存的妊娠时机选择

结直肠癌患者实施生育力保存后的妊娠时机需考虑患者年龄、抗肿瘤治疗、复发风险和遗传疾病等因素，应由肿瘤医生、生殖和产科专家评估风险和利弊，并与患者及家属充分沟通，目前缺乏公认的针对结直肠癌康复者的妊娠指导指南，本书建议如下：①早 – 中期结直肠癌患者术后高复发风险时间一般在 2 年左右，5 年后复发转移率低于 3%，而受患病年龄影响，超过术后 5 年妊娠可能增加不孕、早产等风险，不建议术后 2 年内尝试妊娠。对于接受了术后化疗者，建议在化疗结束 2 年后再尝试妊娠，若年龄及卵巢功能允许，建议术后 5 年再尝试妊娠 [1]；②部分晚期肠癌转移患者仍可能达到完全治愈，建议密切复查且 5 年无复发的患者可考虑咨询妊娠风险；③林奇综合征患者和 FAP 患者的妊娠时机需个体化分析，建议遗传、肿瘤和生殖专家进行多学科讨论。

结直肠癌患者女性生育力保存流程图见图 7-1。

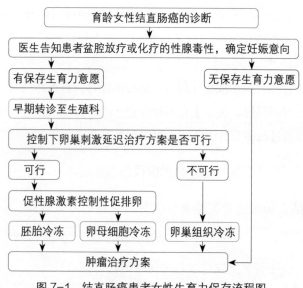

图 7-1　结直肠癌患者女性生育力保存流程图

3.3.2 结直肠癌患者实施女性生育力保存的妊娠策略选择

对于结直肠癌患者女性生育力保存的妊娠策略选择，详见第 1 章内容。

（编写组组长：邱　萌　成员：邱　萌　管一春　李晶洁）

参考文献

[1] Jennifer Chae-Kim, Clifford C Hayslip. Fertility and endocrine preservation in the management of colorectal cancer in women[J]. Dis Colon Rectum, 2020, 63(6): 723–726.

[2] Shandley LM, McKenzie LJ. Recent Advances in fertility preservation and counseling for reproductive-aged women with colorectal cancer: a systematic review[J]. Dis Colon Rectum, 2019, 62(6): 762–771.

[3] Mariani S, Chiloiro G, Illa P, et al. Fertility preservation in chemo-radiotherapy for rectal cancer: a combined approach[J]. Clini Transl Radiati Oncol, 2019, 19: 77–79.

[4] 中华人民共和国国家卫生健康委员会. 中国结直肠癌诊疗规范 (2020 年版)[J]. 中华外科杂志, 2020, 58(8): 561–585.

[5] Samuel K, Pauline B, Jacqueline SM, et al. Fertility preservation strategies for rectal cancer in reproductive-age women[J]. Future Oncology, 2019, 15(22): 2635–2643.

[6] 杨盈, 孟文建, 王自强. 结直肠癌的综合治疗 [J]. 中华消化外科杂志, 2022, 21(6): 753–765.

[7] Landay SL, Burns JA, Bickle ML, et al. Fertility preservation in reproductive-aged female patients with colorectal cancer: a scoping review[J]. Support Care Cancer, 2023, 31(10): 1–11.

[8] Harada M, Kimura F, Takai Y, et al. Japan Society of Clinical Oncology Clinical Practice Guidelines 2017 for fertility preservation in childhood, adolescent, and young adult cancer patients: part 1[J]. Int J Clin Oncol, 2022, 27(2): 265–280.

[9] Gorgun E, Remzi FH, Goldberg JM, et al. Fertility is reduced after ileal pouchanal anastomosis:a study of 300 patients[J]. Surgery, 2004, 136(4): 795–803.

[10] Olsen KØ, Juul S, Bulow S, et al. Female fecundity before and after operation for familial adenomatous polyposis[J]. Br J Surg, 2003, 90(2): 227–231.

[11] WaljeeA, WaljeeJ, MorrisAM, et al. Three-fold increased risk of infertility: a meta-analysis of infertility after ileal pouch anal anastomosis in ulcerative colitis[J]. Gut, 2006, 55(11): 1575–1580.

[12] Reynolds AC, McKenzie LJ. Cancer treatment-related ovarian dysfunction in women

of childbearing potential: management and fertility preservation options[J]. J Clin Oncol, 2023, 41(12): 2281–2292.

[13] Marhhom E, Cohen I. Fertility preservation options for women with malignancies[J]. Obstet Gynecol Surv, 2007, 62(1): 58–72.

[14] Azem F, Amit A, Merimsky O, et al. Successful transfer of frozen-thawed embryos obtained after subtotal colectomy for colorectal cancer and before fluorouracil-based chemotherapy[J]. Gynecol Oncol, 2004, 93(1): 263–265.

[15] Andre T, Boni C, Mounedji-Boudiaf L, et al. Oxaliplatin, fluorouracil and leucovorin as adjuvant therapy for colon cancer[J]. N Engl J Med, 2004, 350(23): 2343–2351.

[16] Hosein PJ, Rocha-Lima CM. Role of combined-modality therapy in the management of locally advanced rectal cancer[J]. Clin Colorectal Cancer, 2008, 7(6): 369–375.

[17] GL Carlha, MV Jeannette, CS Pablo, et al. In vivo toxicity assays in zebrafish embryos: a pre-requisite for xenograft preclinical studies[J]. Toxicol Mech Methods, 2019, 29(7): 478–487.

[18] Levi Mattan, Shalgi Ruth, Brenner Baruch, et al. The impact of oxaliplatin on the gonads: from bedside to the bench[J]. Mol Hum Reprod, 2015, 21(12): 885–893.

[19] Rödel Claus, Hofheinz Ralf, Fokas Emmanouil. Rectal cancer: neoadjuvant chemoradiotherapy[J]. Best Pract Res Clin Gastroenterol, 2016, 30(4): 629–639.

[20] 王秋曼, 赵烨, 姚丽婷, 等. 接受放化疗年轻女性恶性肿瘤患者的生育能力保存[J]. 国际生殖健康 / 计划生育杂志, 2019, 38(1): 71–74.

[21] Wallace WH, Thomson AB, Kelsey TW. The radiosensitivity of the human oocyte[J]. Hum Reprod, 2003, 18(1): 117–121.

[22] Critchley HO, Bath LE, Wallace WH. Radiation damage to the uterus-review of the effects of treatment of childhood cancer[J]. Hum Fertil, 2002, 5(2): 61–66.

[23] Meiow D, Nugent D. The effects of radiotherapy and chemotherapy on female reproduction[J]. Human Reprod Update, 2001, 7(6): 535–543.

[24] O'Neill MT, Ni Dhonnchu T, Brannigan AE. Topic update: effects of colorectal cancer treatments on female fertility and potential methods for fertility preservation[J]. Dis Colon Rectum, 2011, 54(3): 363–369.

[25] Teh WT, Stern C, Chander S, et al. The impact of uterine radiation on subsequent

fertility and pregnancy outcomes[J]. Biomed Res Int, 2014, 2014: 1–8.

[26] 张琳焓, 姜慧杰, 李勇. 评估结直肠癌靶向治疗及免疫治疗后反应的影像学进展 [J]. 中华放射学杂志, 2020, 54(11): 1137–1140.

[27] 中国妇幼保健协会生育力保存专业委员会. 女性生育力保存临床实践中国专家共识 [J]. 中华生殖与避孕杂志, 2021, 41(5): 383–391.

[28] Yang F, Shay C, Abousaud M, et al. Patterns of toxicity burden for FDA-approved immune checkpoint inhibitors in the United States[J]. J Exp Clin Cancer Res, 2023, 42(1): 1–21.

[29] Bakkers C, van der Meer R, Roumen RM, et al. Incidence, risk factors, treatment, and survival of ovarian metastases of colorectal origin: a Dutch population-based study[J]. Int J Colorectal Dis, 2020, 35(6): 1035–1044.

[30] 方媛, 张宇, 刘伟臻, 等. 家族性腺瘤性息肉病的诊疗进展 [J]. 中国肿瘤外科杂志, 2022, 14(4): 406–411.

[31] 张秋雷, 江从庆, 钱群. 家族性腺瘤性息肉病的预防性外科治疗 [J]. 中华结直肠疾病电子杂志, 2015, 4(3): 311–313.

[32] Sasaki K, Nozawa H, Kawai K, et al. Risk of extracolonic malignancies and metachronous rectal cancer after colectomy and ileorectal anastomosis in familial adenomatous polyposis[J]. Asian Journal of Surgery, 2022, 45(1): 396–400.

[33] 徐俊荣, 宋瑛. 林奇综合征的诊治进展 [J]. 胃肠病学和肝病学杂志, 2010, 19(10): 956–959.

[34] Weiss JM, Gupta S, Burke CA, et al. NCCN Guidelines® Insights: Genetic/Familial High-Risk Assessment: Colorectal, Version 1. 2021[J]. J Natl Compr Canc Netw, 2021, 19(10): 1122–1132.

[35] Boland PM, Yurgelun MB, Boland CR. Recent progress in Lynch syndrome and other familial colorectal cancer syndromes[J]. CA Cancer J Clin, 2018, 68(3): 217–231.

[36] Helder-Woolderink JM, Blok EA, Vasen HF, et al. Ovarian cancer in Lynch syndrome, a systematic review[J]. Eur J Cancer, 2016, 55: 65–73.

[37] Ryan NAJ, Evans DG, Green K, et al. Pathological features and clinical behavior of Lynch syndrome-associated ovarian cancer[J]. Gynecol Oncol, 2017, 144(3): 491–495.

[38] Woolderink JM, De Bock GH, de Hullu JA, et al. Characteristics of Lynch syndrome associated ovarian cancer[J]. Gynecol Oncol, 2018, 150(2): 324–330.

[39] Wallace WH, Kelsey TW, Anderson RA. Fertility preservation in pre-pubertal girls with cancer:the role of ovarian tissue cryopreservation[J]. Fertil Steril, 2016, 105(1): 6–12.

[40] 湖南乳腺癌患者生育力保存专家协作组. 湖南省年轻女性乳腺癌患者生育力保存实施方案专家共识 [J]. 中国普通外科杂志, 2018, 27(11): 1361–1369.

[41] Ferraretti AP, La Marca A, Fauser BCJM, et al. ESHRE consensus on the definition of 'poor response' to ovarian stimulation for in vitro fertilization: the Bologna criteria[J]. Hum Reprod, 2011, 26(7): 1616–1624.

[42] Chen S, Zheng Y, Yang K, et al. Fertility-sparing treatment for Lynch syndrome complicated by atypical endometrial hyperplasia-multidisciplinary consultations:a case report[J]. Gynecol Pelvic Med, 2019, 2: 1–9.

[43] McCormick CC, Giuntoli RL, Gardner GJ, et al. The role of cytoreductive surgery for colon cancer metastatic to the ovary[J]. Gynecol Oncol, 2007, 105(3): 791–795.

[44] 国际妇科内分泌学会中国妇科内分泌学分会及共识专家. 卵巢组织冻存与移植中国专家共识 [J]. 中国临床医生杂志, 2018, 46(4): 496–500.

[45] Dolmans MM, Lambertini M, Macklon KT, et al. European Recommendations for female Fertility preservation (EU-REFER): A joint collaboration between oncologists and fertility specialists[J]. Crit Rev Oncol Hematol, 2019, 138: 233–240.

[46] Mulder RL, Font-Gonzalez A, Hudson MM, et al. Fertility preservation for female patients with childhood, adolescent, and young adult cancer: recommendations from the PanCareLIFE Consortium and the International Late Effects of Childhood Cancer Guideline Harmonization Group[J]. Lancet Oncol, 2021, 22(2): e45–e56.

第8章

跨学科及远程会诊

为了使生育力保存的生殖专科中心及生育力保存门诊更加科学化和规范化，提高生存质量，减轻患者心理和疾病负担，实行多学科专家联合会诊制度。

联合会诊小组是由所患疾病相关科室、肿瘤科、介入科、影像诊断科、男科、生殖医学科、病理科等学科专家组成。

设有组长、秘书和组员，有联合会诊制度，采取多学科综合治疗（MDT）模式，制订合理的诊疗方案和最佳优化治疗流程，推行生育力保存工作。建立中国生育力保存联盟（China Fertility Preservation Alliance），以妇产疾病临床医学研究中心、国家辅助生殖技术质量管理专家组、中国医师协会生殖医学专业委员会、中国女医师协会及中国医疗保健国际交流促进会生殖医学分会为依托机构，工作宗旨为：组织多学科专家相互交流合作，规范生育力保存技术合理应用；建立建设中国生育力联盟网站，推动远程会诊及疑难病例讨论制度；推动技术创新，提高生育力保存服务质量和水平；增强国际学术合作，提升国际影响力。